新装版

不妊治療
食事と生活改善

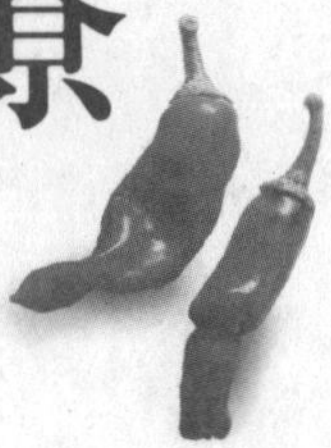

豊田一

東方出版

切り干し大根と高野豆腐の炊き合わせ

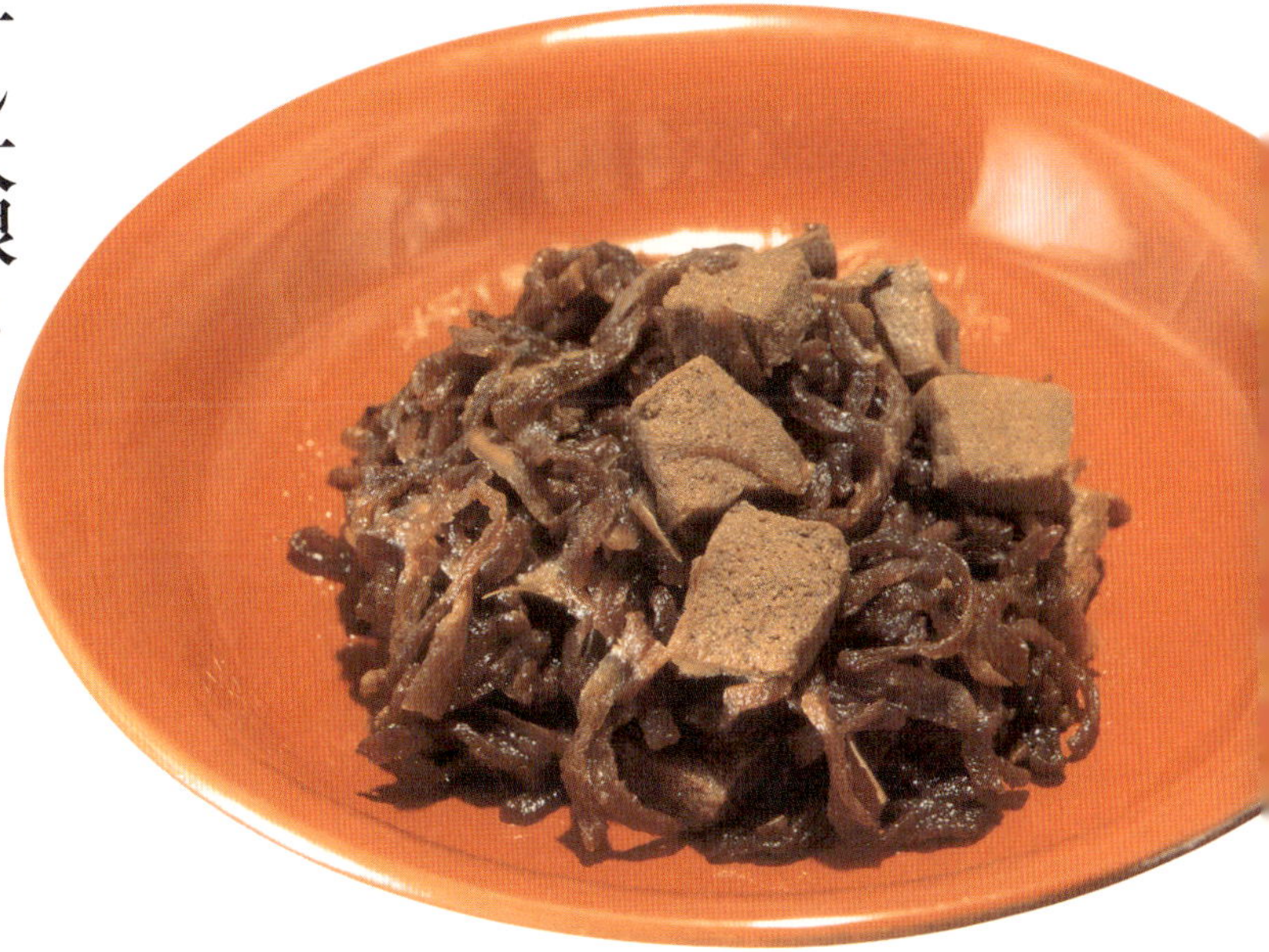

かやく玄米ご飯

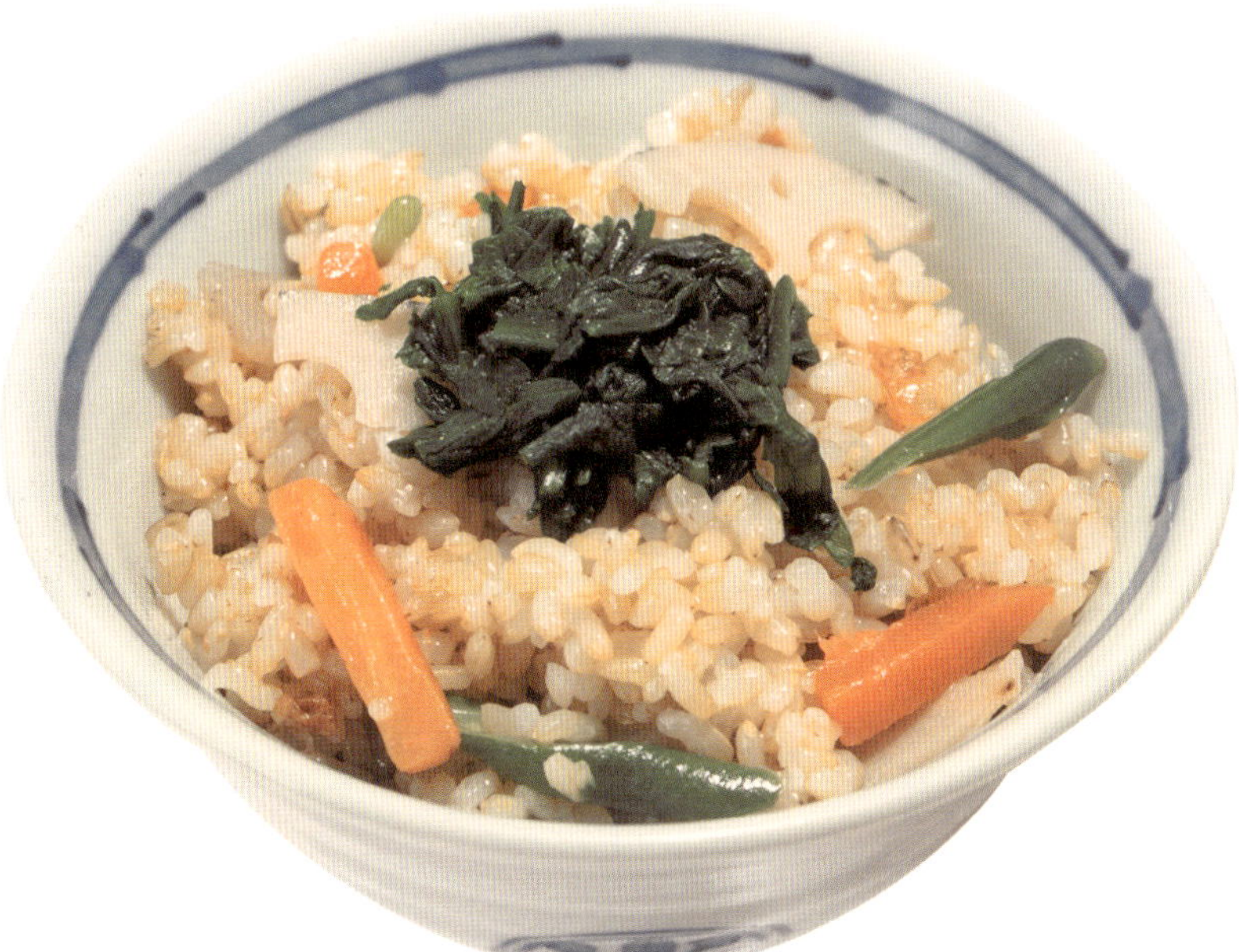

かに入り豆腐の吉野汁

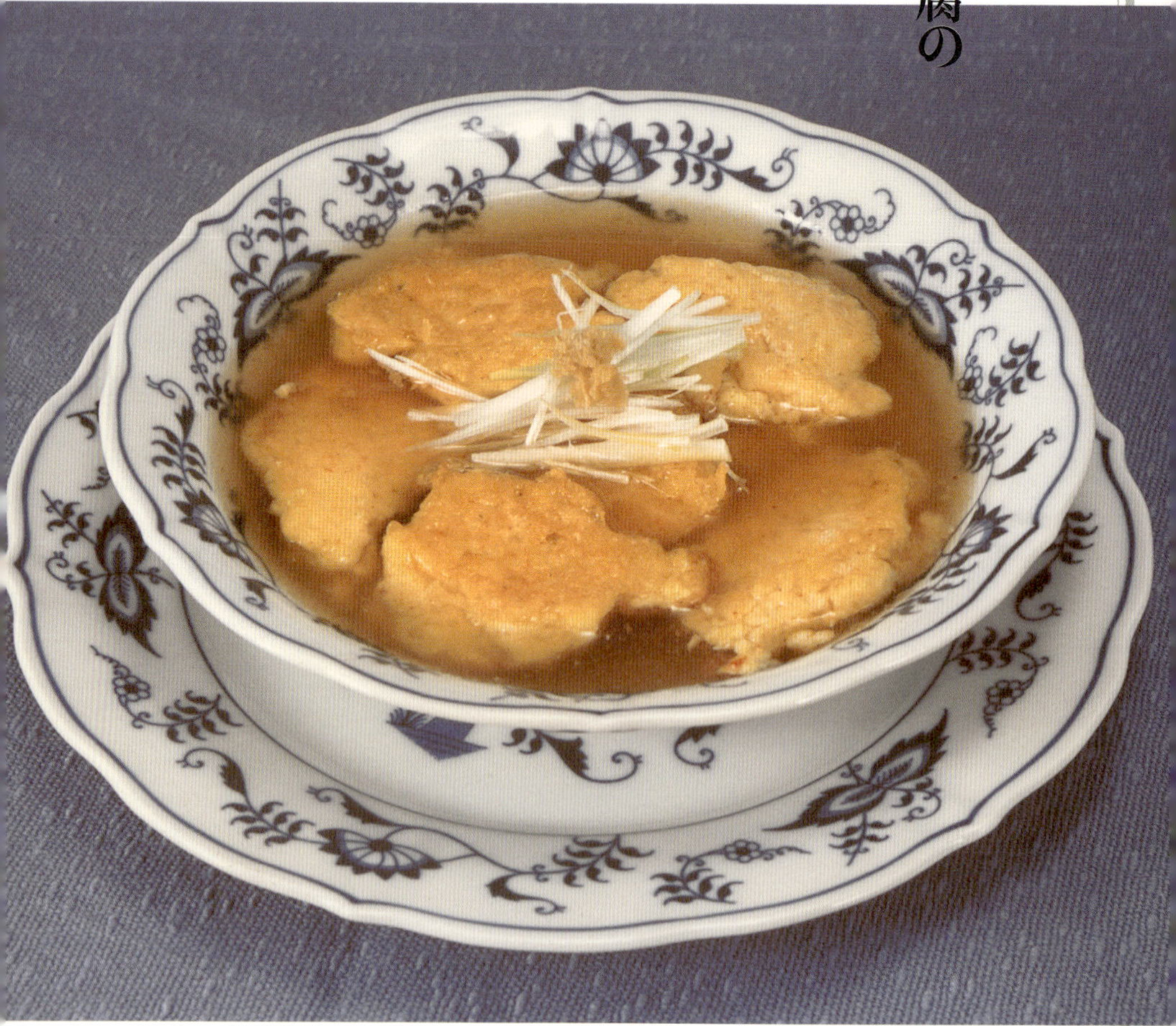

かき豆腐

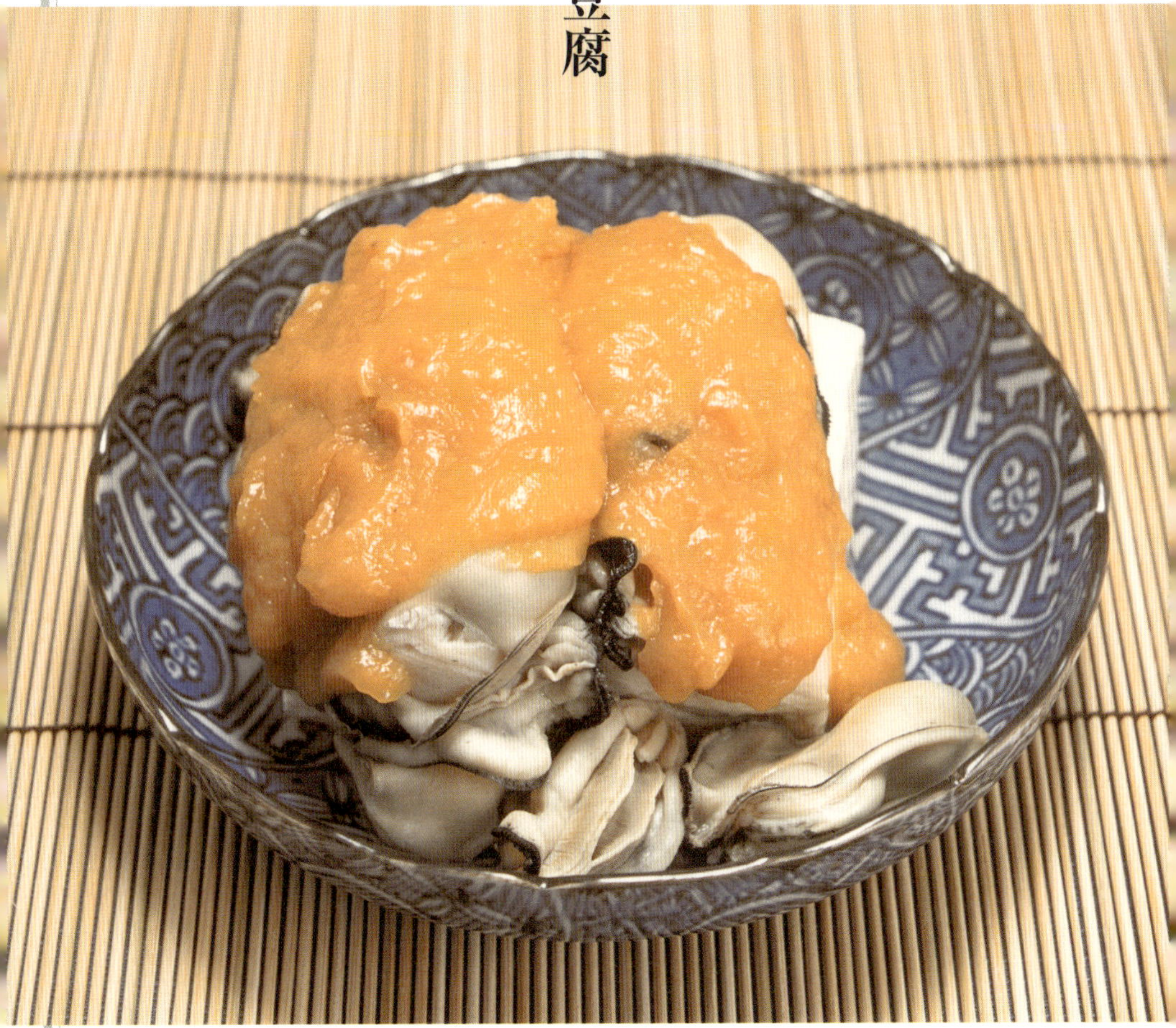

鉄火味噌

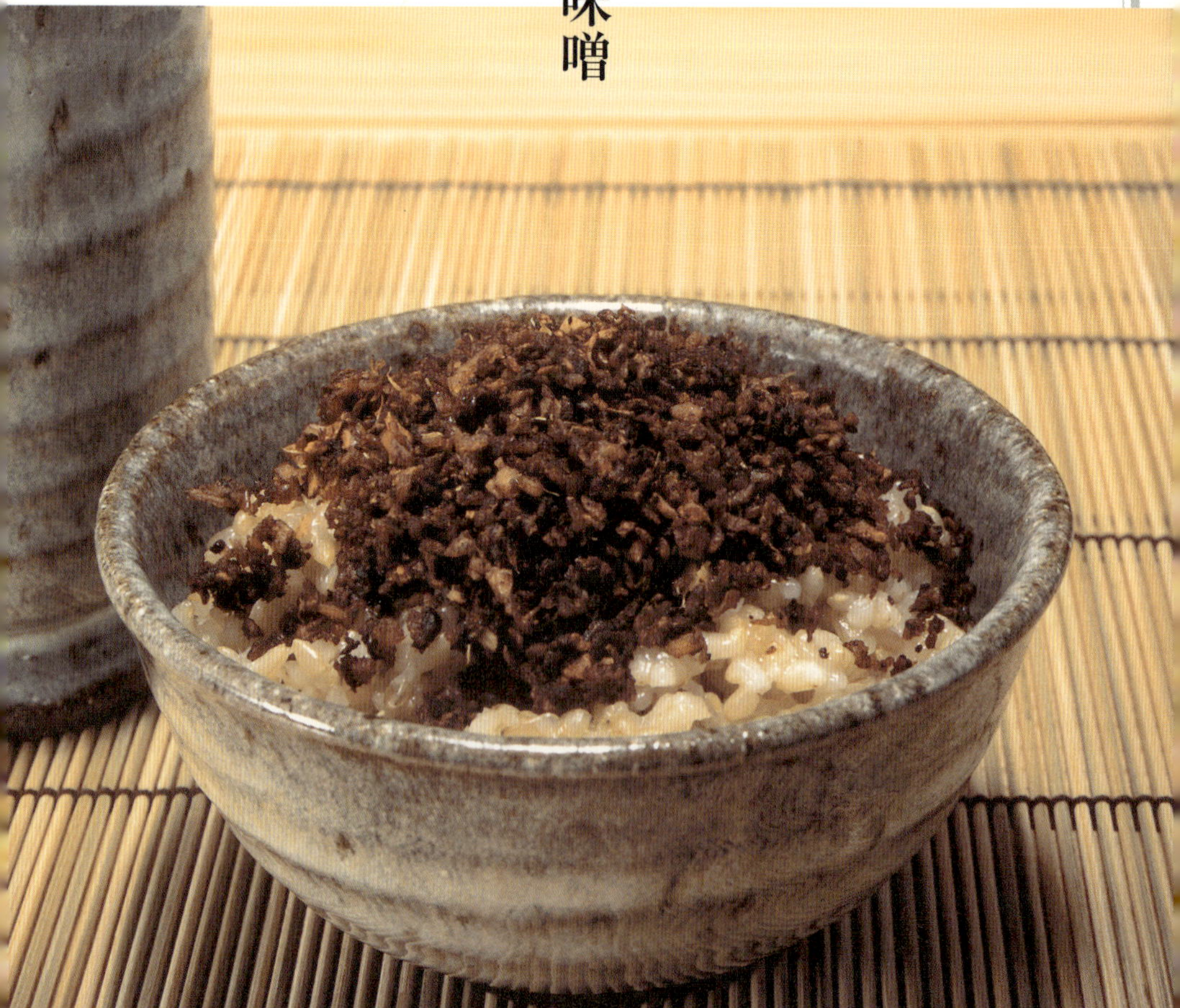

推薦のことば

京都大学名誉教授　森　崇　英

近年の生殖医学の進歩によって、かつては妊娠不可能とされていた不妊夫婦も子宝に恵まれるようになってきました。不妊の原因はさまざまで、女性、男性の性器や性巣のどこに異常があっても妊娠は成立しません。妊娠成立の仕組みは、以前と比べると格段に分かってきましたが、まだ神秘のベールに包まれている部分も多いのが現状です。

一九八七年に英国で最初の体外受精児が誕生して以来、この技術は革新的な不妊治療法として全世界に急速に普及し、日本でも今や年間一万人以上のベビーが生まれており、出生児全体の一パーセントに達しようとしております。

不妊治療は、まず原因を検査で見い出し、それに対してお薬や手術で原因を取り除くという方法が行われます。そしてそれでも妊娠に至らない場合には、体外受精などの生殖補助医療を用います。しかしそれでも妊娠に至らない患者さんがいることも事実です。

このたび豊田一先生が『不妊治療　食事と生活改善』という本を出版されることになりました。先生は昭和三十六年（一九六一）三月、京都大学医学部をご卒業後、産婦人科を専攻され、当然多数の不妊に悩む患者さんの治療や、妊産婦の管理に係わってこられました。不幸にして肝炎にかかり、これがきっかけで漢方医学に転向されましたが、産婦人科の原点である女性医学という立場から漢方を研究し実践してこられたものと思います。このような背景から豊田先生が本著を出版されるに至ったことは、誠に喜ばしく心からお祝い申し上げます。

内容を拝見すると、昔から養生として行われている生活スタイルの見直しや、食養を詳しく調べ、先人の残した知恵を現代に活かそうと試みております。また、環境ホルモンなど昔は自然界に存在しなかったものによる生殖機能への悪影響を、できるだけ避ける方法などにも言及しています。そして食事についても具体的にレシピで示してくれていますので、明日からでも実践可能です。

現代の西洋医学治療でどうしても妊娠しない方、とくに原因が分からない不妊の方にお勧めするとともに、西洋医学で治療可能な場合でも、この本に書かれていることは、健康な身体を自分で作るいわば全身療法ですから、西洋医学の治療を受けながら実行できます。そして胎教や子育ての注意も含まれておりますので、不妊に悩む夫婦だけでなく、これから子供を産み育てる夫婦にも読んで頂きたい本です。本書がこのような方々のお役に立つことを心から念じております。

不妊治療　食事と生活改善　もくじ

第三章　正しい食べ方で不妊症を克服する

第四章
不妊を征服し健康な赤ちゃんが生まれるコツ

第五章
精神身体ともに健康な赤ちゃんを産むために

レシピ集

※次頁に詳細もくじ

レシピ集 もくじ

冬のおかず　205

四季のおかず　218

プロローグ

今や、少子化が文明諸国で大きな問題になってきています。欧米七ヵ国でもいろいろ政策を立てて対応しています。一方、発展途上国ではまだ人口がどんどん増加しています。そのために地球全体からみれば人口は増加しています。しかしこれらの国も発展したあかつきには、少子化問題がでてくることでしょう。そうなると人類は減少していき、最後には人類滅亡への道をたどることになります。

世界のなかでも特に日本では、少子化が深刻な問題になっており、政府も少子化対策をいろいろ行っています。しかしなかなか効果はあがらないようです。なぜでしょうか。

それは、晩婚化や子供をつくらない夫婦が増えたこと以上に、男女の性機能の低下による不妊が急速ないきおいで増加しているためです。

そのことは、最近だんだんと不妊症の治療が難しくなってきていることからもうかがえます。

二十年くらい前は、治療すればすぐに妊娠する場合が多かったのですが、現在は治療しても妊娠しにくい場合の方が、多くなってきているのです。

これは生活様式の変化と、地球環境の悪化が大きな原因と考えられます。ダイオキシンなどの環境ホルモンの影響も大きいでしょう。

飲食物は特に大切です。人は母親の体内にいるときから、母親が食べたものをとおして、エネルギーをうけて成長しています。生まれたあとも、生きているかぎり飲食物からエネルギーを得て成長し、生命を維持しています。

人類がこれまでの長い間、ヒト（ホモ・サピエンス）の種を守ってこられたのは、自然に逆らわない食べ方にありました。ところが、十九世紀末頃から御馳走を食べる習慣がだんだんと広まってきました。本来の食べ方が失われるに従って、病気が増えてきています。動物でも自然のままならほとんど病気はしませんが、人間が飼うと病気をするようになります。

日本では第二次世界大戦の食糧難があったので、途中で歯止めがかかったのと、田舎では昭和三十年頃までは粗食が普通だったのですが、その後急速に西洋化した食べ物が、食卓を賑わせるようになってきました。おかずをたくさん食べて御飯はわずかにするのが、健康によいといわれるようになりました。テレビのＣＭでも「蛋白質が足りないよ」とさかんにいわれ、一種のはやり言葉になっていました。それとともに生活習慣病が急速に増加してきたのです。

最近では食材もだんだんと悪い方向に進んでいます。

自動車でも燃料と空気の混合率や噴射の仕方を間違えたり、悪いガソリンを使ったりすればうまく走らないばかりでなく、エンジンに悪影響をおよぼし、公害をまき散らします。食べ方が間違っている上に悪い食べ物を食べると、身体全体の調子がくるってきます。「健全な精神は健全な身体に宿る」といわれます。身体の調子がくるえば、精神にまで影響をおよぼすのです。現代の社会がだんだん悪い方向に向かっているのは、根本的には食べ方や食材に問題があるのです。

文明が進むに従って、飲食物にはいろいろな農薬や公害物質が含まれ、また、遺伝子組み換えやクローンの技術が食べ物に応用されてきています。学者は危険がないといっていますが、はたして安全なのでしょうか。

このように食べ方と食べ物がどんどん悪いものになってきているのです。これでは人類は滅亡へと向かうばかりです。昔の食事は豪華ではありませんでしたが、身体にとっては理想的なものでした。現在は食事が健康な身体を作るためではなく、楽しみのためになってしまったのです。多くの人たちが美味しいものや珍しいものを食べようとしています。

食物が健康な身体を作るためには身土不二《しんどふじ》という原則に従う必要があるのです。その土地にできた旬のものを食べてさえいれば、健康でいられるのです。美味しいものや珍しいものを追及していると、この原則からはずれてきます。現代栄養学的には理想的であっても、健康には悪いという結果になるのです。人類が長いあいだ滅亡せずに続いてきた身土不二の原則とは逆の、世界の人類はみな同じという考え方が、現代栄養学の基本になっているのが原因です。

今、有機栽培が一部の人たちによって見直されています。このように現状に危機感を持つ人たちが増えてきています。人類の滅亡を防ぐためにも賢い智恵で、この悪い地球環境の中で、もっとも元気に生きる方法を見つけていくことが必要です。

誤りを正して心底から健康な身体になれば、健康な子供にも恵まれます。

昭和四十九年から朝日新聞に連載された有吉佐和子の『複合汚染』が、公害の問題をとりあげてもう四分の一世紀が経過しています。その後、少しは改善されているようですが、新たにいろいろな問題が見つかってきて、世界は悪い方向へと向かっています。

悪い影響をできるだけ避けて、正しい食べ方と正しい生活をすれば、不妊が治り、心身とも健康な子供が生まれるようになるのです。

御飯はパンより肥えるとか身体によいのはパンだということを信じている人が非常に多いのに驚きます。韓国人、中国人、ベトナム人のように御飯を食べている民族のほうが、スマートな人が多く、西洋人やアメリカ人のようにパンを食べている民族のほうが肥えていて生活習慣病が多いという事実をみれば、御飯のほうがよいことはすぐに分かります。

戦後までは日本人は御飯ばかりで、おかずはわずかでした。このころには、肥満や生活習慣病はありませんでした。パン、牛乳、肉など西洋食がもてはやされるようになって肥満や生活習慣病が増えてきたのです。それなのに御飯は減らしておかずを一日に三十種類は食べるように指導するものだから、肥満と生活習慣病が増えてくるのです。そして不妊も増えてきているのです。

まず朝食のパンと牛乳は止めて、御飯と味噌汁、ぬかみそ漬けに変え、昼食および夕食も和食にし、主食である御飯はあくまで量でも主になるように、おかずを減らして食べることから始めましょう。

不妊を治すための食事と生活改善

第一章

低下し続ける出生率

結婚すれば子供が生まれてあたりまえ

結婚すれば子供が生まれるのが、ごく自然なことです。ところが、文明の発達と共に、この自然なことが、自然ではなくなってきています。社会的問題についてはこれから述べていきますが、各種の問題点が多くあります。それに加えて当人の意識の変化も重大です。意識の変化には、マスコミなどがかなり大きな影響を与えています。

妊娠する能力の低下に対してはさまざまな対応が必要です。これから、この問題についていろいろとりあげていきます。

政策も効果がない我が国の出生率低下

欧米七ヵ国でも少子化問題が深刻で、いろいろの対策を行っています。その結果、フランスとイギリスでは出生率の大きな低下のあと、若干回復しており、ドイツはまだ少し低下傾向があり、オランダは大きく低下したのち安定してきており、デンマーク、スウェーデン、アメリカでは比較的大きく回復してきています。

しかし、我が国の出生率はだんだんと低下してきています。一九四七〜九年の戦後第一次ベビーブームでは毎年二七〇万人の出生数があり、その時に生まれた子供が今度は親になった一九七一〜四年の第二次ベビーブームでも、出生数は二〇〇万人を越えていました。

一九六六年のひのえうま（丙午）には合計特殊出生率（十五歳から四十九歳までの女性が生涯に産む子供数）が一・五八に落ちましたが、その後は二以上でした。ところが一九七〇年代中ごろから二以下になりかけたのです。

その後だんだん減少を続けて、一九九七年には一一九万人にまで減少しています。これを一人の女性が生涯に産む子供数（合計特殊出生率）でみると一・三九になります。

つまり夫婦二人が子供を約一・四人産むのですから、もし全員が結婚して子供を産んだとしても、人口は減少していくことになります。これは、人口の増減がない「理想子供数」二・〇九人を大幅に下回っているのです。

このままでは国力の低下を招くので、政府は一九九〇年に「健やかに子供を生み育てる環境づくりに関する関係省庁連絡会議」を十八省庁で結成しました。いろいろな報告書が出ましたが、そのなかに一九九四年に文部、厚生、労働、建設の四省の合意でエンゼルプランとも呼ばれている「今後の子育ての支援のための施策の基本方向について」がまとまりました。翌年、大蔵、厚生、自治三大臣の合意で緊急保育対策五ヵ年計画とも呼ばれる「当面の緊急保育対策等を推進するための基本的考え方」が提出され、本格的な育児支援策が始められました。

このようにして子供が産める環境づくりを進め、また医療の保険給付率を引き下げ、小学校卒業までは一～二割負担にする討議もされています。

非婚、晩婚が少子化をもたらす

出生率低下の原因としては、後で述べる食事の問題、女性の高学歴化や共働きの夫婦の増加、住宅確保などの社会的問題、結婚したくない人がますます増えてきていること、また結婚するにしてもその年齢がだんだんと高齢化していることなどが考えられます。

結婚して子供を産む場合、実際に生まれる子供の数が減少してきているのも、大きな原因と考えられます。戦前の一九四〇年の実際に子供が生まれた平均出生児数は四・二七人で、戦後の一九五二年で三・五人、一九六二年ごろから三人以下になりましたが、一九七二年から現在まで約二・二人前後と変化がなくなっています。親が理想とする子供数も二・六人前後と変化はみられません。それにもかかわらず、その一九七二年からあとも出生率の方は低下を続けているのです。

この原因として未婚率が急速にあがっていることがあげられます。結婚しても女性の初婚年齢が二十七歳を超えるようになり、晩婚化が進んでいます。結婚しないから産めない、結婚しても歳だから産まない、また産みたくても妊娠しないといった理由が少子化の原因といわれています。

非婚化、晩婚化の原因としては、『平成十年版厚生白書』によると、日本的雇用慣行に問題があります。

新規採用は学校卒業時に一括して採用し、長期雇用、企業内訓練、年功序列制の賃金体系といったシステムでは、職場に於ける仕事および人間関係が最も大切なものになります。そのため男子は家庭や地域のことは、女性である妻にまかせきりになってしまいます。女性は育児や家事の責任者になるので、女性が仕事を続けながら働くのは大変な負担になります。一方では女性の就職の機会は増加し、賃金もあがってきています。そうなると生活のために結婚する必要はなくなってきます。男性に家族を養っていけるだけの経済力がなくなってきていることなどの結果として、非婚化、晩婚化が増えてくることになるのです。

また、フリーセックスも大きな不妊の原因となっています。人口妊娠中絶が原因による不妊、STD(sexually transmitted diseases　クラミジア、淋病、梅毒など)による不妊が増えています。最近では、若い女性には男性よりはるかに多くエイズが増えています。これもフリーセックスの弊害です。

意識の面でも結婚は必要でないとか、わずらわしいと考える若者が増えてきています。これは現在のテレビドラマが恋愛ものだけを放映し、家庭の大切さを教えるドラマがほとんどないことも大きな影響だと考えます。

合計特殊出生率を県別にみてみますと、最高は沖縄県の一・八一で、最低は東京都の一・〇五です。都会ほど子供が少ない傾向がみられます。やはり都会はせちがらいのでしょうか。

しかし少子化の最も大切な原因は、最初に述べたように男女の性機能の低下にあるのです。子供が欲しい夫婦がいざ子供をつくろうと思っても、なかなか妊娠しないケースが増えてきています。そのなかでもいろいろな検査を受け、男性側にも女性側にも全く異常がないにもかかわらず妊娠しないタイプの不妊症が、だんだんと増加してきています。

社会的な変化による非婚化・晩婚化の上に、出生率が低下しているのですから、せめて産みたい人には是非とも産んでもらいたいものです。ところが、これがなかなか困難な世の中になり、子供が欲しいにもかかわらず妊娠しない人が、確実に増加してきているのです。このままでは人類の滅亡をきたすと言ってもおおげさではありません。

食べ方の間違い

最も大切なのは、日本人の食事が変わってしまったことです。先祖代々食べ続けていた和食が、現代栄養学で動物性蛋白質を重視する立場から洋食に変化してしまったのです。朝は御飯と味噌汁に漬け物という日本古来の食べ方から、パンと牛乳にサラダや果物などの西洋式に変化して、動物性蛋白質を大量に摂取するようになるとともに、動物性脂肪も大量に摂るようになりました。

その上、厚生労働省の一日三十種類以上のものを摂るようにとの推奨から、主食と副食の量が逆転してきました。もともと主食とはその名が示すとおり、主になるものなのです。日の丸弁当は最も典型的なものです。また病気になればおかゆと梅干しだけを昔の医師は推奨していました。これは実に合理的でした。病気になれば消化機能も低下しています。そのために消化のよいおかゆと胃酸を増やして消化力を高める梅干しを勧めていたのです。現在の医師はたとえ風邪の時でも、栄養を摂るように勧め、弱った胃腸に負担をかけて病気を長引かせています。

日本人に合った和食

日本人が過去に食べてきた和食はＤＮＡに記憶されて、身体を最も健康にするようにしてくれます。長い間かかって、住んでいる土地の気候風土に適応するように食べるようになり、身体に悪いものは食べないようになって、身体によいものだけが残ってきたのです。それを栄養学の立場だけで、しかも気候風土が異なり、民族も異なるにもかかわらず、人類はみな同じ立場の西洋の栄養学が、日本人の身体に病気を増加させたのです。アトピー性皮膚炎にしても日本が最悪です。西洋人は昔から洋食だから、それほど悪化しないにもかかわらず、日本人が洋食を食べるから悪化するのです。これは目に見える病気だから結果がよく分かります。不妊症は目に見えません。しかし同じことがいえるのです。

現在一番健康な日本人は禅宗の永平寺のお坊さんでしょう。ここでは一汁一菜で動物性の生臭いものは一切食べません。そして修行で身体を非常によく動かします。これが元気で長生きの秘訣です。

現在は小学生から生活習慣病の出る時代です。これが、いかに食べ物が間違っているかという証明になっています。

「貧乏人の子だくさん」といいます。反対にお金持ちの家では跡取りが生まれずに養子を貰うところがけっこう多いのも、飽食美食がいかに身体に悪いかを示しています。動物は飢餓状態になると、「種《しゅ》の保存の法則」が働き生殖力がたかまるものです。飽食美食になると滅びる方向に向かいます。

生活環境が不妊の増加を招いた

性機能の低下の原因として、核家族化したために、祖父母や両親の智恵が受け継がれなくなったことも大いに影響しています。昔の女性は足を冷やさないようにうるさく言われていたものです。最近は冷房中に素足でいる女性が増えています。足が冷えるため、そこから心臓に帰る血液が冷やされ、途中で子宮や卵巣を冷やして機能低下をおこします。さらに内臓まで冷やしてしまいます。

飲食物も冷えたものが好まれるので、食べ物が胃腸に入ると胃腸自体が大きな氷嚢の作用をします。おなか全体が冷え、子宮や卵巣も冷えてしまいます。下は足からの冷たい血液、上は食べ物からと、上下から内臓を冷やし、全身の機能低下をおこします。

湿度が高い日本なのにそれも考えずに、乾燥地帯のアメリカの真似をして、医師が脱水症状を心配しすぎ、水分を多量に摂ることを推奨するのが原因で、大量の水分摂取が一般化してしまい、おまけに減塩するため体内に水分が貯まりやすくなります。水分が貯まるといっそう身体は冷えやすくなります。その結果としてますます妊娠しにくくなってしまうのです。

砂糖は身体を冷やし、塩は温めます。冷やす砂糖が大量に摂られ、温める塩が制限されているのですから、ますます冷えてしまいます。その上、果物や生野菜が多く食べられるようになり、いっそう冷えてしまいます。テレビ、パソコン、携帯電話などから発生する電磁波にも問題があります。

このようにしてますます不妊症が増えていくのです。一番大きい原因は、食べ方と食べ物の変化です。これに関しては後程またくわしく解説します。

環境ホルモンも不妊の原因

環境ホルモンという名の、地球上では過去には存在しなかったものがみつかり、世間を騒がせています。最初は、有機スズの汚染により、イボニシガイのオスがメスに変化することが問題になりました。その後、有機スズは環境ホルモンの一種であることが分かりました。環境ホルモンは、カイのオス化だけでなく、ほかのいろいろなものにも影響があることが分かってきました。

不妊の原因として、環境ホルモンによるものもかなりの割合で含まれていると思われます。環境ホルモンによる不妊の原因としては、男性の精子数の減少、女性では子宮内膜症の増加などがあります。このまま何等かの手をうたずに放置すれば、人類の滅亡をきたすとまでいわれるほどの問題になってきたのです。つい最近になって問題になっている環境ホルモンですが、実は一九三九年にＤＤＴが使われ始め、一九五〇年にすでにＤＤＴには女性ホルモンのような作用があると警告をしていた学者がいました。

しかし当時はＤＤＴの殺虫作用だけに注目され、このような警告は無視されました。事実、昭和二十年台の日本では〝しらみ〟や〝のみ〟に悩まされていたので、ＤＤＴは非常にありがたいと感じていました。しらみ駆除のため頭からＤＤＴをふりかけていたものでした。その結果として、約五十年間も環境ホルモン物質が垂《た》れ流しになり、いろいろな害が表面化し始めたのです。

男性の精子が減少し、妊娠が不可能になる時がもう目前に迫っているようです。子孫が残せないので、結果はその種の滅亡になるのです。人類が今この種の滅亡の危機にさらされているのです。

そのほかにも、不妊の原因になるものが増えてきています。これに関しては、おいおい本文のなかで解説していきます。

第二章 不妊を克服して心身ともに健全な子孫を残す方法

不妊とは、生殖可能な男女が正常な性生活を営んでいるにもかかわらず、避妊期間を除いて二年以上経過しても妊娠しない状態（種々の原因の総称または症候群）をいいます。また、妊娠はしても、流産、死産により生きて生まれる子供が得られない場合を不育症《ふいくしょう》といいますが、これらを総称して不妊症とします。

不妊とは

不妊期間については、三年（日本産婦人科用語委員会）、二年（国際産婦人科連合）、一年（アメリカ不妊学会）などの諸説がありますが、二年という期間が一般的です。これは、南山堂医学大辞典によれば、結婚後、子供を希望する者の妊娠が成立する期間が二年以内で九〇パーセントに達し、この期間を過ぎると妊娠が成立する例が少ないという事実によっています。

全夫婦の一〇パーセントは不妊症と言われています。これには妊娠の経験の全くない原発性不妊と、少なくとも一回以上の妊娠経験のある続発性不妊に区別することができます。その比率は約三対一という報告が多いようです。

不妊原因を女性因子、男性因子に分けると、原発性不妊では女性因子対男性因子が二対一、続発性不妊では女性因子の特に身体のどこかに異常がある器質的異常が高率になっています。

従来は不妊症、不育症という言葉が使われてきましたが、最近では欧米において、不妊症に対しても不育症という言葉が使われるようになっています。不妊症と不育症の区別ははっきりとしていなくて、不育症は広い意味での不妊症として解釈されているためです。

不妊治療の最終目的は妊娠を成立させるだけでなく、健康な生児を得ることにあります。そのため不妊治療が成功したかどうかが分かるには、数年という期間が必要です。

子供が欲しい場合には、たとえ不妊期間が短くても、できるだけ早く不妊の原因を調べる必要があります。昔は三年待ってから治療を始める場合が多かったのですが、最近では、出来るだけ早く治療を始めなければいけない、という考えになってきています。

夫以外の男性の精子を使用した人工受精（ＡＩＤ）では、男性側の因子は一定の正常な所見があるため、女性の年齢と妊娠を評価することができる統計学での母集団とすることができます。

女性の年齢別の妊娠率はＡＩＤの場合での成功例で観察してみますと、二十一～三十二歳までは妊娠率が六〇パーセント以上ですが、三十三歳を越えると妊娠成功率は急に降下します。そのため、第一児は三十二歳までに出産することが望ましいのです。妊娠率は二十七歳をピークにして以後だんだんと減ってきます。三十三歳以後は特に急激に低下し、四十歳をこえるとさらに低下します。

それにつれて胎児のダウン症候群などの染色体異常も増えてきます。そのためにも若いうちに妊娠する必要があるのです。

不妊の原因

不妊の原因にはいろいろありますが、そのなかには性器そのものに異常があるものと、性器には異常がないにもかかわらず妊娠しないものがあります。

性器に異常があるものでは、妊娠の可能性はあまりありません。

原発性不妊はいろいろ不妊の原因を検査する必要があります。また、妊娠しても流産や早産で胎児が育たない場合もあります。

不妊の原因は女性だけではなく、男性にもあります。しかし今でも男性が不妊の原因だとは思ってもみない男性がかなりいることは事実です。

不妊の治療は夫婦で一緒に行くようにしましょう。

男性にも不妊の原因は多い

妊娠が成立し健康な子供を出産するためには、親である男女とも心身ともに健康でなければなりません。昔は「三年子なきは去る」と言われ、子供ができない原因は全て女性の責任にされていました。

男性にも同じ程度に不妊の原因があるということが分かって、もうかなりの年月がたちますが、環境ホルモンが問題になるまでは、不妊の原因は全て女性にあると考えている若いカップルが多いことに驚かされました。さすがに今では男性が不妊とは無関係と考える人はほとんどいなくなったようですが、まだ意識の上では女性に責任があるかのように考えている男性が多いようです。夫婦共同で子供をつくるのですから、もっと男性側の理解があってもよいと思います。

女性側の原因

不妊の原因が女性にある場合、排卵障害、受精障害、卵管障害、着床障害などが考えられます。これらの原因は一つだけのこともあり、二つ以上の場合もあります。

①排卵障害

これはホルモンの不調によるものが大部分です。特に脳下垂体の異常によるものが多く見られます。月経周期が二十八日前後で基礎体温がきちんとした二相性になっていればよいのですが、生まれつき卵巣に原始卵胞がないもの、卵巣の腫瘍、排卵がないのに月経だけおこる無排卵性月経、多嚢胞性卵巣症候群のように卵胞ができすぎたり全くできなかったりするもの、黄体非破裂卵胞症候群のように卵胞は育つが排卵しないものなどがあります。また子宮内膜症、高プロラクチン血症などが原因の場合もあります。

また過度のダイエットをすると、身体にはホメオスタシスの原理が働き、生命を維持することを最優先とし、生殖機能は切り捨てます。こうなると卵巣内の原始卵胞がひどい障害を受けて、体重が回復しても排卵しなくなる場合もあります。この場合は治療が非常にむつかしくなりますので、無理なダイエットはしないようにしましょう。

②受精障害

これは抗精子抗体ができた場合などです。

もともと精子は女性にとっては異質の細胞です。そのため抗原抗体反応がおこり抗精子抗体が作られることがあります。抗精子抗体は精子を攻撃し、精子を動けなくします。

③卵管障害

卵管が非常に細くなっている狭窄《きょうさく》、完全につまってしまっている閉塞《へいそく》、また卵管の入口が癒着《ゆちゃく》して受精卵が入れないものなどがあります。原因としては、生まれつきの先天的なもの、子宮内膜症によるもの、骨盤内感染症（ＳＴＤなど）などがあげられます。

近ごろのハイティーンにはフリーセックスによるクラミジア感染症が非常に増えています。卵管障害ばかりではなく、骨盤腔の炎症もおこし、ますます不妊が増加しています。

④着床障害

子宮内膜の異常によるものです。子宮自体の異常によるもの、ホルモン分泌異常によるものなどがあります。子宮自体の異常には子宮筋腫、子宮内膜症、子宮内膜炎、子宮発育不全、強度の子宮後屈、子宮奇形などがあります。すべてが妊娠できないのではなく、異常の程度によっては妊娠が可能です。間脳、脳下垂体、卵巣、甲状腺などのホルモン系の異常によって子宮内膜に何等の異常がおこり、着床できないか、着床しても育たない場合と、排卵は正常に行われているにもかかわらず着床障害をおこすものがあります。最近では特にこのタイプの不妊が増えており、婦人科ではお手上げの状態です。

ほかに原因不明のものもあります。

これらのいろいろの原因があっても、身土不二《しんどふじ》の食事を守り、漢方薬治療をすればかなりの割合で妊娠が可能です。ただクラミジアなどの感染症ではどうしても治しようがない場合が多くなります。

男性側の原因

不妊の原因が男性にある場合、精子の異常が考えられます。男性の正常な精液では〈精液量〉二・〇㎖以上、〈pH〉七・二〜七・八、〈精子濃度〉20×10^6／㎖以上、〈総精子数〉40×10^6以上、〈精子運動率〉前進する精子が五〇パーセント以上、もしくは高速に直進する精子が二五パーセント以上（採取後六十分以内）、〈精子奇形率〉五〇パーセント未満、〈精子生存率〉五〇パーセント以上、〈白血球数〉1×10^6／㎖未満です。

無精子その他の異常を起こす原因として次のものがあります。

①造精機能障害

精子がうまく作れないもので、もともと男性不妊の原因としては多かったのですが、最近の環境ホルモンの影響でいっそう悪化しています。

精子のもととなる精祖細胞《せいそさいぼう》がないもの、減数分裂がうまくいかないもの、精子細胞の形成が非常に悪いものなどがあります。これらの原因は染色体異常、停留睾丸《ていりゅうこうがん》、精索静脈瘤《せいさくじょうみゃくりゅう》、内分泌異常などです。

母親が妊娠中から高蛋白、高脂肪、高カロリーの食事を摂り、生まれた子供も同じような食生活で育てると、このような造精機能障害になる確率は高くなります。

②輸送路通過障害

精管が先天的に欠損しているもの、精巣上体炎《せいそうじょうたいえん》などの後遺症、鼠径《そけい》ヘルニアの手術の時にあやまって精管を結紮してしまったものなどがあります。

手術が可能な場合には行います。不可能なら精巣や精巣上体から精子を採取して顕微受精《けんびじゅせい》を行ったり、人工精巣瘤を埋め込んだりして精子を集め、人工受精や体外受精、顕微受精をします。

③射精障害

インポテンスの場合はストレス、精神ショックなどが原因です。カウンセリングや夫婦お互いの協力で改善される場合が多いようです。

脊椎損傷《せきついそんしょう》によるものは輸送路通過障害と同じ方法で精子を採取します。

膀胱内に精子が射精される逆行性射精の場合もあり、膀胱内の尿から精子を回収します。

最近では補助生殖技術（高度生殖技術）が進み、胚移植《はいいしょく》なども行われるようになってきています。最初は宗教的な意味やその他の理由で反対が多かったのですが、いつの間にか一般に認められてきています。

しかしこのような特殊な方法を使わなければならないような、健康でない人が増えないようにするのが本筋です。それにはやはり身土不二の腹六分から腹八分までの食事をいつも守るようにしておくことです。

健康なのに妊娠しないというのは、根本的に間違った考えです。妊娠しないこと自体が健康ではないことを認識する必要があるのです。

不妊の検査

不妊を訴える夫婦に対しては、不妊で通常に行われる検査だけでなく、次のようなことにも注意が必要です。

①肥満度

痩せ過ぎや肥え過ぎは、男女とも不妊の原因になります。

②最近の体重変動

特に最近急に痩せたり、肥えたりした場合は注意が必要です。

③血圧

高血圧症はホメオスタシスの原理で、生命を第一に守ろうとして、生殖機能は切り捨てられようとします。そのため不妊になります。

④腎機能

腎機能が障害されると、高血圧症と同様な理由で不妊の原因になります。

⑤代謝性疾患

甲状腺機能異常、糖尿病などの代謝性疾患は、同時に生殖関係のホルモン系異常を伴います。また、高血圧症や腎機能障害のホメオスタシスも起こします。

⑥既往症

過去にかかった病気が不妊の原因になることがあります。男性なら流行性耳下腺炎（おたふくかぜ）のあとで無精子症になっていることもあります。

⑦家族歴、家庭環境

祖父母、父母、兄弟の病気も参考になります。

⑧性交意欲、性交障害

不妊の治療に来ていながら、意欲のない人が時々います。またストレスなどでインポテンスの人もいます。

⑨習慣性薬剤

服用している薬剤は大切です。不妊の原因になっている場合があります。

⑩第二次性徴

声の調子、髭の有無、骨組み、特に骨盤の形状、皮下脂肪の程度、精神的態度の差などで男らしさ女らしさの差が出ます。これらは性ホルモンの作用で決まります。

これらをまずチェックすべきです。先にも述べたように、肥満や極端な痩せ、あるいは急激な体重変動、循環器障害や腎機能不全はホメオスタシスとしてまず排卵機能を停止させ、妊娠の成立が低下することによって妊娠という生体への負担を軽減させています。妊娠中毒症になる素因、または代謝性疾患がある場合は、女性の健康を維持するために、妊娠を成立させないようにすると考えられます。

重症な疾患がある場合には、まず疾患の治療を第一に行い、その後に不妊症の治療を行うべきです。

また、家庭環境や性生活の実態として、本当に夫婦共に子供を希望しているのか、性交意欲はあるのか、排卵期に性交を行っているのかということは大切です。これらの知識に乏しく、かなりいいかげんに行われていることもよくあるようです。

排卵の診断法

排卵の診断にはいろいろありますが、一番簡単でしかも確実なのは基礎体温です。

①基礎体温（BBT basal body temperature）

目が覚めて安静状態のまま、口腔内で計る体温を基礎体温といいます。その人の卵巣ホルモンの状態を反映しています。

月経周期の前半の低温相は卵胞《らんぽう》ホルモンの時期です。次の予定月経からほぼ十四日前に排卵が起こります。その直後から基礎体温は急に上昇して高温相になります。これは黄体ホルモンの働きが活発になるた

●基礎体温表

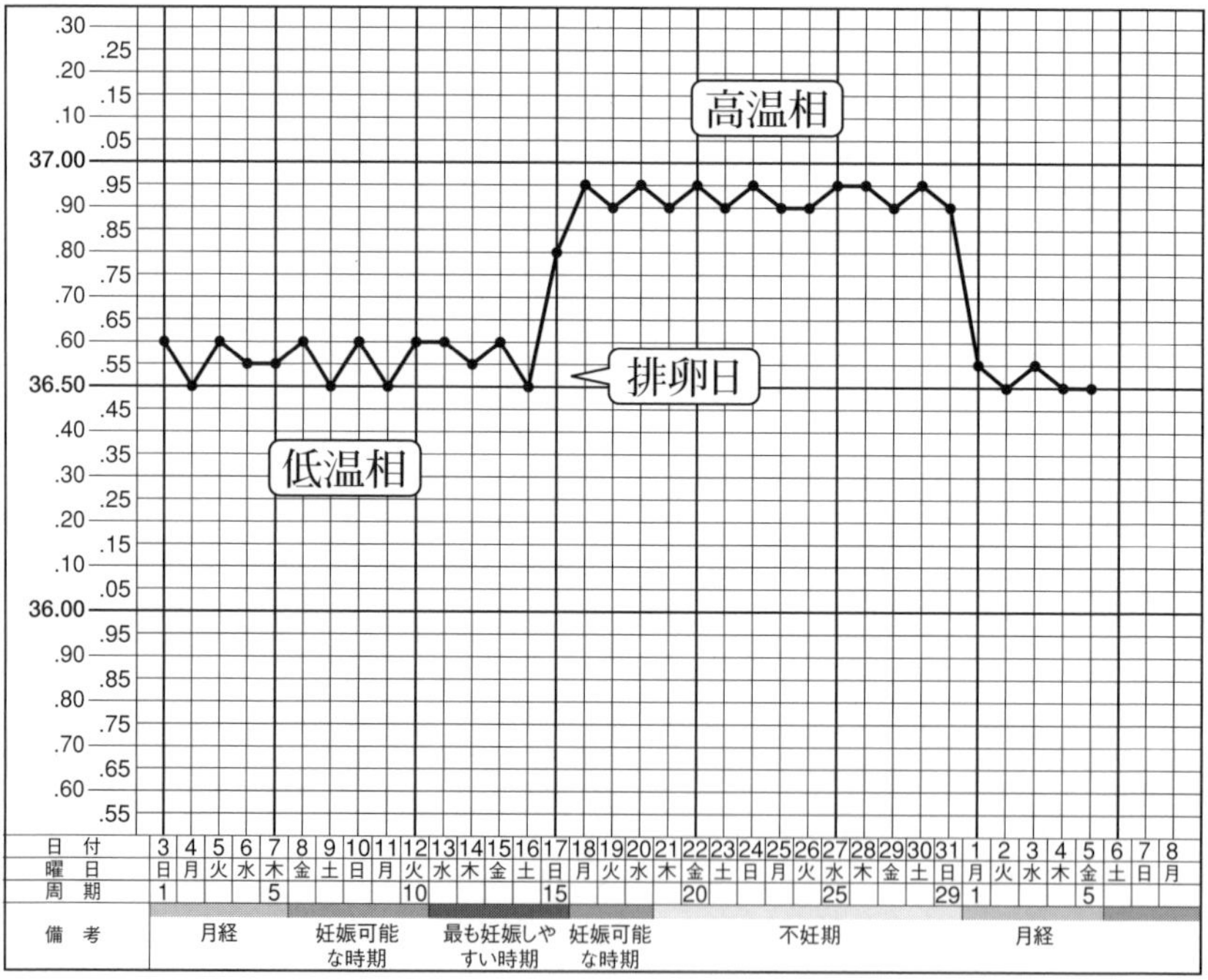

めで、これによって子宮内膜はだんだんと肥厚《ひこう》して、妊娠した卵が着床すれば順調に発育する状態をつくりあげていくのです。この働きが悪いと、きれいな高温相になりません。基礎体温によって間接的に黄体ホルモンの状態が一目でわかるのですから非常に便利です。

高温相と低温相の中間線は三六・七度で、高温相はこの線の上に約〇・二〜〇・三度、下に約〇・二〜〇・三度が正常です。低温相から高温相に移る時に少し体温が低下する場合もありますが、これは非常に少ないものです。この低下がないと排卵がないと思っている人がかなりいますが、急激に高温相に上昇していれば、低下がなくても排卵はあります。また学者によっては高温相になって二日目くらいで排卵を起こすという人もあります。

妊娠していない場合には、高温相がほぼ

十三日間続けば急に下降して月経が始まります。妊娠の準備として肥厚してきた子宮内膜が不要になり、剥がれ落ちるのが月経です。

測定には水銀の婦人体温計がベストです。電子婦人体温計は相性があって、うまく計れないことがあります。

②頸管粘液検査

子宮の発育がよいほど頸管粘液の産生量は増加します。また、卵胞ホルモンの分泌量が多いほど増加します。通常は一日二〇〜八〇ミリグラムですが、排卵期になると増加して六〇〇ミリグラム以上になります。

排卵期の頸管粘液をスライドグラスの上に滴下して乾燥させると、シダ葉状結晶が見られます。この結晶の出来具合によって、卵胞の成熟状態や排卵をチェックすることができます。

また、排卵期には粘液がさらさらとしてきて透明になり、指に十五センチくらい糸を引くようになります。自分の指で腟の奥の子宮腟部に触れると指に粘液がついてきます。この状態になると、精子の運動を抑えずに通過ができるのです。

通常、腟内は雑菌の侵入を防ぐために酸性に保たれています。排卵期には弱アルカリ性になり、精子の運動性が良好に保てるように変化するものです。

③腟内細胞塗抹検査

腟の上皮細胞が剥がれ落ちたものから、卵胞ホルモンと黄体ホルモンの状態を知ることもできますが、他の検査の方が正確なため最近はあまり使われません。

④超音波診断法

卵巣の働きを毎日みていくのに便利です。卵胞の発育速度や最大直径で排卵日の予測ができます。子宮内膜の形態の変化をとらえることもできます。

⑤子宮内膜組織診

子宮内膜の状態で排卵の確定診断を行うことができますが、子宮の内膜を直接傷つけるため、何度も検査することはできず、またごく一部の内膜しか見ることができない欠点があります。

⑥内分泌検査

最近は比較的簡単に検査ができるようになってきました。

(1)尿中エストロゲンと黄体形成ホルモンによる排卵予測

尿中のエストロゲンと黄体形成ホルモン（ＬＨ）の測定を毎日行って、排卵を予測します。

(2)血中プロゲステロン測定

血中のプロゲステロンを毎日測定して排卵を予測します。

⑦月経血の培養検査

最近はまた結核が増えています。性器結核も増えています。月経血が一番多い二日目くらいに膣の中に溜まっている月経血を吸い取り培養します。二ヵ月くらいで結果がでます。

いろいろな検査をしても、不妊の原因が不明な場合が約三〇パーセントあります。その場合でもあきらめずに、身土不二の腹六～八分の食事、養生、漢方薬による治療などを行います。

一方では補助生殖技術が発達して、顕微鏡による受精が行われるようになってきています。無精子でも精巣の中にＤＮＡの正常な精子さえ見つかれば、これで顕微鏡下に受精することも可能な時代になっているのです。

体外受精は女性側に卵管の閉塞や卵巣が癒着して、排卵が腹腔内に出てこない場合に有用です。ただし卵に異常がある場合は、もし妊娠しても早期に自然流産してしまいます。これは自然淘汰《しぜんとうた》の原則です。高齢化とともに卵には異常が増えますので、若い年齢で子供をつくるのがよいのですが、いろいろな事情があるのでむつかしい問題です。しかし次に述べる「タイミング妊娠法」が光明を与えてくれます。

ユダヤ人の宗教的戒律が有名人を多く輩出した

アインシュタイン、エジソン、コッホ（結核菌を発見）、エールリッヒ（梅毒の治療薬サルバルサンを発見）、ワックスマン（ストレプトマイシンを発見）、フロイト、ハイネ、シャガール、ダリ、モリジアーニ、メンデルスゾーン、ショパン、ルビンシュタイン、ホロビッツ、マルクス、キッシンジャーなど世界の超一流の人にはユダヤ人が非常に多いのです。このように人口の割に優秀な人が多いのは、宗教的戒律で禁欲期間を定めているためです。その結果として、射精後あまり時間が経過してない元気な精子が、卵子と結合することができるのです。元気がよい精子ほど心身ともに健全な子供が生まれます。そのためにユダヤ人は優秀な人が多いといわれています。

射精から受精まで時間がかかると、精子が弱ってくるので奇形児が生まれる確率が高くなります。心身ともに健全な子供を産むためには、排卵時期を正確に知っておく必要があります。最も簡単で確実なのは基礎体温を計って、自分の排卵時期を確実に把握しておくことです。

くわしいことは市川茂孝著『タイミング妊娠法』（農文協）をご参照下さい。

現代人の快適な生活が不妊を増やす

不妊の原因が不明なもののなかには、生活そのものが昔とは異なり、快適な生活がおくれるようになっていることがあります。また、昔は大切にされた養生が忘れられたことが原因になっている場合も増えてきています。

冷暖房が普及し、自然界の四季の感覚がうすれています。しかし自然界の法則で、身体は冬には皮膚を緊張させ毛孔を閉じ、熱を逃がさないようにします。また、夏になると皮膚をゆるめて毛孔を開き、熱を発散しやすくしています。実に合理的な身体の働きなのです。

冷暖房の環境のなかでもこの状態は変わりません。夏に冷房をかけると、皮膚が緊張して毛孔が閉じてくれれば、冷房の寒気が体内に入らなくてよいのですが、実際は、身体は自然界の四季の状態に反応しますので、冷房のなかでも皮膚はゆるみ毛孔が開いています。そのために冷房の寒気が身体の中に入りこんできて、芯《しん》まで冷やしてしまいます。

冷え症の人にとっては冷房が大変苦痛になるのはこのためです。そして、ますます冷え症がひどくなっていくのです。

省エネのために冷暖房の温度を夏は高めに、冬は低めに設定するように国は指導しています。しかし、職場でのクーラーが効き過ぎていて、非常に寒く感じるところがかなり多いのが実情のようです。そこに勤める女性がいくら寒いと訴えても、最も暑がりの男性の基準にあわせた低い温度設定にしてあり、女性の言い分は聞いてもらえないようです。

雇用均等法が実施され、雇用や労働条件が男女均等になったのですから、冷房の温度設定も女性の意見をどんどん取り入れるべきだと思います。

冷暖房の温度設定は、椅子にすわった状態で頭の位置くらいの高さを基準にしています。冷えた空気は下に流れていきます。たとえ二五度に設定していても、床の気温は一五度以下になっています。コンクリートの床だと一〇度以下の場合もあります。このような状態では、足が冷えてしまいます。特に女性の場合は、足が冷えると冷えた血液が心臓に帰る途中で、子宮と卵巣を冷やしていきます。その結果として、子宮と卵巣の機能が低下して不妊の原因になります。昔の人が女性は足を冷やさないようにと、うるさいほど言っていたのも、経験からの素晴らしい智恵だったのです。

カイロを利用しよう

このような場合には、自衛手段として、靴下に貼るカイロを足の裏のつま先に貼っておきます。お腹と腰にもカイロを貼っておきます。パンストは必ず絹のものをはくようにします。化繊のパンストは冷えますが、絹なら温めてくれます。許されればソックスを重ねばきし、レッグウォーマーも大いに活用しましょう。

使い捨てのカイロは、低温やけどをする危険があります。メーカーによっては、この低温やけどをできるだけ防ぐように考慮しているところもありますので、そのようなものを選び、直接に肌に当てないよう下着の上に貼っておきます。それでも肌の弱い人はやけどをしますので、気をつけましょう。白金《はっきん》カイロのほうがマイルドです。これは昔からあるもので、今でもまだ売っています。靴下用カイロは薄く作られているため、使用できる時間は短く、発熱量も比較的少ないため、また足の裏の皮膚はほかのところに比べると分厚いので、やけどの心配はあまりないようですが、それでも注意しましょう。

冷えた身体は半身浴で温めておくと理想的です。

赤唐辛子の温熱効果

鷹《たか》の爪と呼ばれる赤唐辛子には、温める作用があります。これは食べた時に温まるだけでなく、肌に触れているだけで温める作用があるのです。これを利用するとカイロよりマイルドに温めてくれますし、カイロのように一定の時間だけ温めるのではなく、肌につけている限り温めてくれます。しかも、長時間つけていても低温やけどの心配が全くありません。

欠点としては、身体につける場合には、自分で工夫して鷹の爪を縫い込んだ腹巻き、靴下、レッグウォーマー等を作らなければならないことと、長く使用していると、鷹の爪が粉々になり、空中にとび出して、クシャミなどが出やすくなることです。

このような欠点があるにしても、マイルドな熱で身体につけている限りは温まる理想的な方法です。鷹の爪を大量に買う時には、韓国の人がやっている店で相談すればよいでしょう。

忘れられた昔の習慣

冷蔵庫の普及は、食中毒を防ぐのには大いに役立っていますが、入れておいたものを冷えたまま食べることも多くなったようです。冬でも冷たいまま食べ、よく冷えたビールを飲むことも、日常的に行われるようになってきました。冷たいものを食べると身体を冷やすと言って注意したのは、過去のことになってしまいました。

昔の家は暖房といえば火鉢《ひばち》か炬燵《こたつ》しかありませんでしたし、また家自体が障子《しょうじ》や襖《ふすま》の間からすきま風が吹き込む状態でした。このような条件での冬の寒さは、家のなかでもかなりなものでした。その冬の寒さに耐えられるように、夏の間に出来るだけ多量の汗をかいて、体内に水が溜まらないようにしていたのです。体内に水が溜まると「寒さ一番暑さ一番」と言われるように、夏になると人一倍暑がり、冬になると誰よりも寒がるようになります。

また「夏の冷え冬までひびく」と言われ、夏でも冷やさないように注意したものでした。これらのよい習慣もいつのまにか忘れ去られてしまいました。その上、冬でも薄着の習慣が普及し、生足《なまあし》と言われる素足《すあし》がブームになったりしています。

遠赤外線の減少が冷えを助長する

非常に波長が長い光線である遠赤外線《えんせきがいせん》は、身体を温める作用が強いのですが、これがだんだん減少してきています。

大気汚染で太陽光線が十分に届かなくなり、遠赤外線の量が減っています。道路は舗装され、土からの遠赤外線の輻射《ふくしゃ》がなくなっています。

家は木造でも、瓦や土壁はなく、合板や化学製品が多く使われ、ここでも遠赤外線が減少しています。瓦、土壁、ムクの木の板などで建てられた昔の家は、屋内まで遠赤外線が入ってきていました。冬はすきま風で寒かったのですが、それでも遠赤外線の効果があったので底冷えがすることはありませんでした。

コンクリート住宅では、遠赤外線はすべて遮断されてしまいます。その上に湿気が多いので底冷えがします。限られた土地には集合住宅しか建てられないのでしかたがないのでしょうが、そのような住宅では床暖房で足を温めましょう。

床暖房では電磁波を発生する電気暖房は身体に悪影響をおよぼします。温水での床暖房ならその心配はありません。韓国などの寒い国で使われているオンドルは、床下に煙突を通し、火をたいて温めますので、遠赤外線効果も十分あり理想的です。

また、コンクリート住宅では、畳が直接コンクリート床に接するように敷かれている場合が多いようです。この場合には、薄い発泡スチロールの板を、コンクリート床に敷き詰めてから畳を敷きます。これによってかなりコンクリートの冷えから逃れることができます。

冷えは全身の機能低下を招く

身体を冷やせば全身の機能低下をきたします。また生まれつき冷え症の人もいます。このような場合は、五臓六腑の働きが低下しています。免疫力、抵抗力、自然治癒力も低下し、いろいろな病気にかかりやすく、また治りにくくなります。もちろん不妊になってもあたりまえです。

婦人科で異常がないのに妊娠しない

まず女性の不妊症の場合、婦人科でいろいろ検査を受けても全く異常が見つからないと言われる場合があります。ところが、このような人達の基礎体温を見ると、二相性にはなっているのですが、みな一様に全体的に低いのです。

典型的な基礎体温は先にも述べたように、低温相と高温相の中間が三六・七度でなければなりません。ところがある高名な人が監修している基礎体温表の典型例をみてみると、うんと低い三六・三度を低温相と高温相の中間にしています。実に〇・四度も低いのです。しかしこの場合でも二相性にはなっているので排卵はあります。

この排卵があるということが理由の一つと思いますが、最近では低温相と高温相の二相性がはっきりとしてさえいれば、低体温はあまり問題にしていないようです。そのために妊娠できないのだとは全く考えてもみないようです。専門の医師ですらこれですから、一般の人が冷えに無関心になっても仕方がないでしょう。

平熱といわれる三六・六度には大切な意味がある

人間が最も健康な生理状態にあるためには、三六・六度の体温がなければなりません。この正常体温の人が、例えば風邪をひいて三六・八〜九度になると、非常に熱っぽく不快に感じます。このように人間は〇・二度程度の体温の変化でも、急激に起これば不調を訴えます。たかだか〇・二度程度の体温の変化なのですが、人間にとっては非常に重要な意味をもっているのです。

基礎体温が二相性になっていれば、排卵はしているものと考えられます。排卵があれば、精子との受精は可能です。しかし基礎体温で二相性になっていても、高温相ががたがたの場合には黄体ホルモンの分泌が十分に行われていないと考えられます。このような場合にはフーナーテストが陰性のことがあります。ホルモン環境が正常に整わなければ、頸管粘液が精子を通す状態にはならないという状況が発生します。精子が頸管粘液をうまく通過して、子宮内から卵管を通り卵子と合体できると受精が完了します。受精後の卵は、減数分裂しながら六〜七日後には子宮内膜に着床します。

排卵があっても低体温では着床障害で不妊になる

受精卵は体温が低いと、着床が不可能になることが多いのです。また、着床は出来ても正常に育たないことになります。育たなかった受精卵は月経と共に流産してしまいます。

体温が正常の場合には身体の全ての機能が正常に働きますから、卵そのものに異常がないかぎり、妊娠も正常に継続することが可能になるのです。

低体温や冷え症にならないためには、まず飲食物は必ず熱いものを摂るようにします。相撲力士が年中熱いちゃんこ鍋を食べているのは、体調を最高にして巨体が軽々と動けるようにするための智恵なのです。飲み物や食べ物だけではなく、場所中はクーラーも使わないとのことです。

先に述べたように、生活習慣が身体を冷やすようになってきています。特に足を冷やすと静脈から心臓に帰る血液が冷やされ、途中で身体の各部分を冷やしながら心臓に帰っていきます。子宮や卵巣もそれによって冷やされます。

陰性の食べ物や、冷たいものの飲食で内臓が冷やされると、内臓の機能低下が起こります。卵巣や子宮も当然機能が低下します。それを防ぐためには、冷房中の素足は厳禁です。不妊症の人は必ず靴下を重ねばきするようにします。特に夜間は気温が下がりますので、必ず靴下をはいて寝るようにすることです。靴下などはいて寝なくても蒲団をかぶっているから大丈夫と思いがちです。

睡眠中に蒲団から絶対に足を出さなければよいのですが、人間は一定の体位で寝ていると、下になった部分が圧迫されて、血液循環が悪くなり、ひどいと床ずれになってしまいます。それを防ぐため、寝ている間に無意識のうちにいつも体位を変えています。朝、目覚めた時にきちんと蒲団をかぶっているから、自分はそのようなことは有り得ないと、ほとんどの人が思っています。一度ビデオカメラで一晩中自分の寝姿を撮影してみれば、寝ている間中、あちこち動き回っていることに驚くでしょう。足に冷えがあればカイロなどで積極的に温めましょう。

映画やビデオなどの雪山での遭難の場面で、眠りかける人をベテランの登山家が眠らせないように起こしているのを、見られたことがあると思います。これは眠ってしまうと温度調節中枢も眠ってしまって体温調節ができなくなり、外気温に応じて冷えてしまい凍死するので、それを防ぐために目を覚まさせているのです。

蒲団の効果はあまり信用できないのですから、必ず靴下をはいて寝て下さい。

常温の飲食物でも身体を冷やす

今の人達は、冷蔵庫で冷やしたものだけを冷たいものと考えているようですが、冷たいものとは、体温を低下させるものをいいます。「年寄りの冷や水」とは、もともとは年をとれば冷や水を飲むのはよくないという意味です。昔は冷蔵庫などありません。この冷や水とは冷蔵庫で冷やした水ではなく、井戸水のように夏に冷たく感じる水のことをいっているのです。井戸水の温度は二〇度くらいです。冬には温かく感じます。しかし体温よりはかなり低温ですので身体を冷やし機能低下をきたします。

「冷める」と「冷える」とは字でみれば同じなように意味も同じです。ところが冷めたものは冷えたものではないと思っている人が大部分です。冷蔵したものだけを冷えたものと考えているのです。

体温より低い温度の飲食物は、すべて体温を低下させるように働きます。また、いったん冷えてしまえば、なま温かいものを食べたくらいではなかなか温めることはできません。熱いものでこそ温めることができるのです。身体を温めながら基礎体温の変化をみていると、そう簡単に温まるものではないことがよく分かります。かなりいろいろなことを行っても、〇・一度だけ体温を上げるのは非常に難しいことです。

半身浴で身体を温めよう

ゆっくりと半身浴をします。三七～三八度のお湯で、みずおち（みぞおち、鳩尾《きゅうび》の部分）以下を湯につけ、二十分くらい温まります。これ以上長時間温まりますと体内の無機塩類が流れ出し、結果として身体を冷やすことになるので注意をして下さい。それを防ぐためには、海塩を入れ、さらに備長炭《びんちょうたん》か竹炭と木酢液か竹酢液をお湯に入れておくと長時間入浴しても大丈夫になり、よく温まり湯冷めも防ぎます。温まったことです。そうすることによって長時間入浴して……

ことです。そうすることによって長時間温まったあとはすぐに靴下をはいておきます。

半身浴はぬるめのお湯で

気をつけなくてはならないことは、四〇度以上の熱いお湯に入らないことです。四〇度以上のお湯に入ると、皮膚が赤くなります。これは体表の毛細血管が開いて血流がよくなるためです。湯ざめは、この赤くなった皮膚から熱がどんどん空気中に逃げていくために起こります。ちょうど自動車のエンジンの冷却水を、ラジエーターの部分で放熱し、エンジンの過熱を防いでいるのと同じ原理です。エンジンなら調子がよくなりますが、人間では湯ざめになってしまいます。

湯ざめを防ぐには、皮膚が赤くならない温度まで、お風呂の湯の温度を下げればよいのです。その温度は三七～三八度であり、限界は三九度です。赤ちゃんのうぶ湯に使う舟型の温度計を浮かべて、いつも温度を監視しておきましょう。また海塩や木酢液・竹酢液を入れると湯ざめ防止に役立ちます。

半身浴はこのような湯ざめをしませんから、休日などは朝からするとよいでしょう。どうしても半身浴をする時間がなければ足浴だけでもしましょう。足浴だけならテレビを見ながらでもできます。

最近のお風呂に付属しているデジタル式の温度計は、不正確なことが多いようです。最初に正確な温度計と比較して、正しいかどうかを調べてから使いましょう。たとえば正しい三八度のお湯の時に、デジタル式温度計が三六度を示していれば、二度加えたものが正確な温度になります。いつも表示より実際温度は二度高い、と覚えておくことです。

もうひとつデジタル式温度計の欠点があります。たとえばお湯の温度を上げていく場合、三七度以上でも三七度と表示されます。実際に表示が変わるのは三八度になったときです。三七・九九九九九…九度でも三七度です。温度が下がってくるときにはこの逆で、三七・〇〇〇〇〇…一度でも三八度と表示されます。

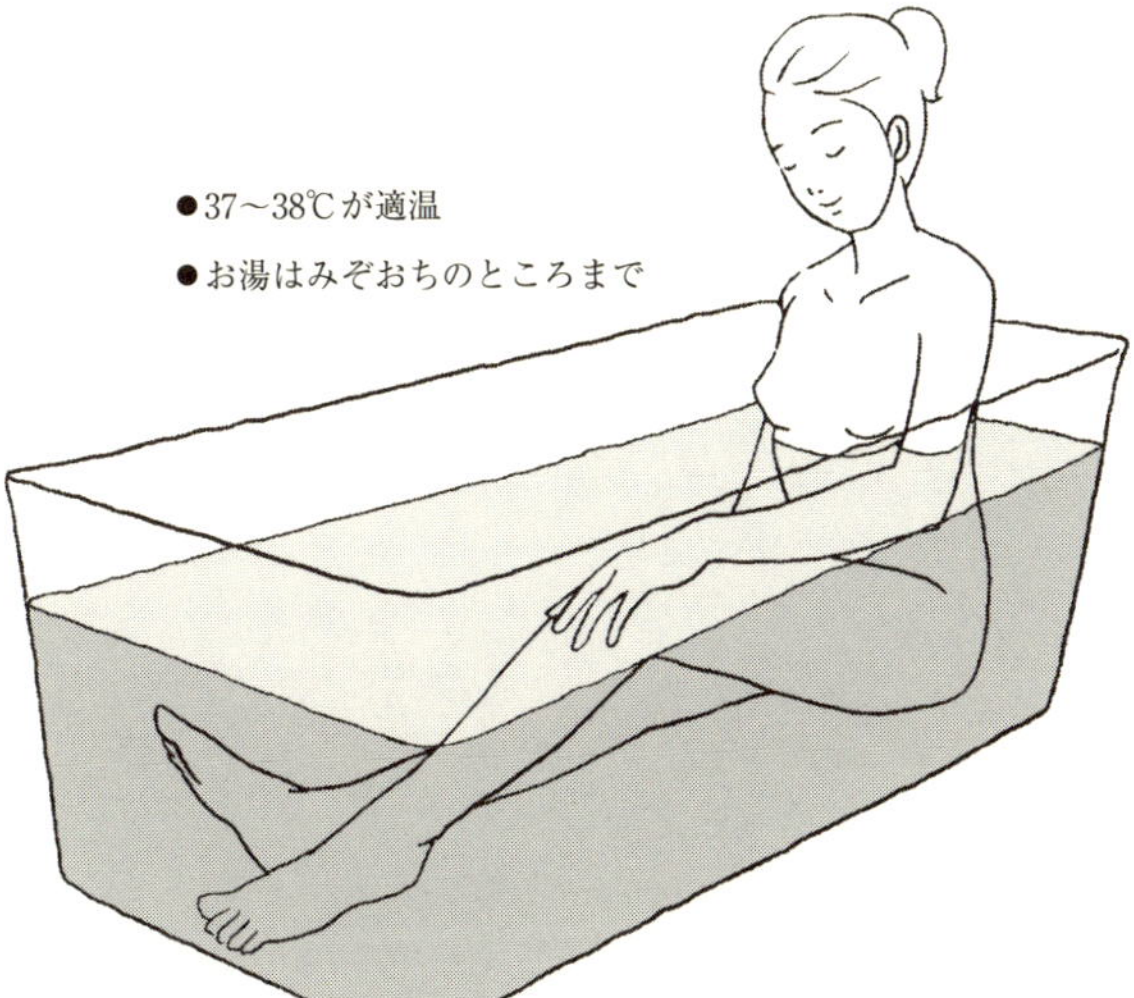
●37〜38℃が適温
●お湯はみぞおちのところまで

その意味でも舟型のうぶ湯用温度計で計ったほうが正確です。

昔の腰湯は非常に合理的

昔は着物を着ていましたので、着物をまくりあげてお尻だけを出せば簡単にできる腰湯《こしゆ》がよく行われました。腰湯は「たらい」にお湯を入れて腰だけ温める方法です。腰が冷えていると、そのなかにある子宮や卵巣も冷えてしまい、機能低下を起こします。そうなると妊娠しなくなってしまいます。これは半身浴で温めてやればよいのですが、もっと効率的なのが腰湯です。

●腰湯のやり方

木製のたらいが入手できなければ、ベビーバスなどで腰湯をして下さい。裸でたらいにつかれば行水ですが、衣服を着たままお尻だけを出してお湯につけると腰湯です。

腰湯の温度は高いほうがよく、四四～四五度くらいにしましょう。熱いお湯を入れたヤカンを用意しておき、さめれば追加します。また、大根の葉を四～五本分、蔭干《かげぼ》しにしてから鍋で四十～五十分間くらい煮出し、これを腰湯をする時に入れるといっそう温まります。さらに海塩をひとつかみ入れるとますますよく温まります。

女性ばかりでなく、男性の前立腺肥大症にも効果があります。現代のように肉食（魚も含む）が多い時代では、若くても前立腺肥大になっていて、これが男性不妊の大きな原因なのです。

足指シャワーと足指マッサージ

足の指だけに温水と冷水を交互にかけ、その寒冷刺激によって自律神経の過緊張を解き、血管を拡張させていく方法です。冷え性の根本的な治療法になります。半身浴などで十分身体を暖めた後に、衣服を着てから行います。

まず、温水シャワーを足指にかけて我慢ができる四三～四五度に温度を設定します。洗面器などに氷を入れ、水を二～三センチはります。

椅子に座り、両足をそろえて膝を軽く曲げ、指先を床から少し持ち上げます。片手でシャワーヘッドを持ち、もう一方の手のひらで足の甲を覆います。そして、十本の指にまんべんなく温水を一分ほどかけます。

次に、氷を入れた洗面器に足指だけを片方ずつ五秒くらいつけます。つけるほうの足のすねのあたりに両手をそえて、体に引き寄せるようにすると、楽に行えます。その後三十秒くらい足指に温水シャワーをかけます。これを三～四回行い、最後は温水シャワーで終わります。

足の指が赤くなってくれればそれでよいのですが、赤くない場合は氷を追加し、また温水の温度を上げ、温度差が四〇度以上になるようにして、もう一～二回繰り返して下さい。シャワーがない場合は、温水を洗面器に入れて行います。この場合は、温水につけるのは最初は三十秒くらい、二回目からは十五秒くらいにして下さい。時々さし湯をして、温度が下がらないようにします。

足指シャワーの後、足指マッサージを行います。まずタオルで水けをよくふき取り、足の指の側面を手の親指と人差し指ではさむようにして、指先からつけ根に向かって一本ずつ強めにこすっていきます。片方の足を二分ずつ、指が暖かくなるように行います。

身体に悪い電磁波

いろいろな電磁波《でんじは》も不妊の原因になります。電子レンジ、蛍光燈、テレビ、コンピュータ、携帯電話、電気カーペット、電気毛布、電気こたつや高圧電線などは電磁波を発生させます。電磁波は精子の数を減少させ、卵巣機能を低下させ、月経不順や流産、不妊などを起こします。出来るだけこのような器具は使わないようにするのが一番ですが、冷暖房はガス、湯タンポなどを使います。テレビは出来るだけ見ないようにすればよいのですが、それもなかなか難しいと思います。まだ高価ですが液晶テレビが市販されていますので、それを設置すればよいでしょう。それでもテレビ画面からはできるだけ離れてみましょう。

使う場合にはコンピュータには液晶のディスプレイを使うか、電磁波防止のスクリーンをつけます。

備長炭や竹炭は電磁波やシックハウスの悪影響を防ぐ

電磁波を取り除いてくれるものに、備長炭や竹炭があります。室内の各所に置いておくとテレビや蛍光燈の電磁波を吸収してくれます。シックハウスといわれている壁紙、床、家具などから出るホルマリンなども吸着してくれます。家を新築される方は最初から床下や天井裏、壁裏などにこれらの炭を敷きつめておきます。不愉快な臭気や湿気の吸収もしてくれますので、快適な生活ができます。床下の湿気をおさえ、白アリ、ダニ、ゴキブリなどの発生を防ぎます。昔から神社仏閣では床下にこれを敷き詰めて、建物や古文書を長もちするようにしています。

炭は小さな孔が無数に通じている多孔体構造《たこうたいこうぞう》をしており、通水性、通気性、吸着性が優れています。孔には吸着したものを分解してくれる有用な微生物が住みついています。特に竹炭はきれいな六角形をした多孔体構造になっています。この多孔体の内部表面積は、備長炭は一グラムあたり約三百平方メートル、竹炭は七百平方メートルで、吸着力は竹炭が備長炭の約十倍あります。また、人体に必要なカルシウム、カリウム、ナトリウム、鉄分などの天然ミネラルがバランスよく含まれています。さらに、身体によいマイナスイオンを発生し、空気を清浄にしてくれます。お風呂に入れると有害な塩素を吸着してくれますし、天然ミネラルが湯ざめを防ぎ、また体内のミネラルの流出を防いでくれます。御飯を炊く時に入れておくとおいしく炊け、腐らず長持ちします。

養生が健康の基本

現在は、身体の悪い所は医師に任せておけば、どんな不摂生をしてもよい、それで治らなければ医師の腕が悪い、という風潮になってきています。また医師のほうも、養生のことは医学教育では教えてくれないので全く関心がありません。そのため患者に注意することが出来なくなってきています。

このように環境の変化と不摂生の結果として、身体の生理的な正常な活動が低下して、最近はなかなか妊娠が困難な状況になってきているのです。

世間が裕福になるに従って不妊が増える

不妊の増加は、環境の悪化に加えて世相の動向による意識の変化によるものも多いようです。かつて、まだ国全体が貧しかったころは、一生懸命働き、子供は天からの授かりものという考えがありました。ところが生活が豊かになり、ほとんどが中産階級になってきた現在では、子供が増えると夫婦二人で楽しい生活が出来ないとか、経済的にも苦しくなって豊かな生活を続けることができなくなることなどが理由で、子供をつくらない夫婦も増えているようです。そのため、特に文明国では人口が減少する傾向になってきています。

性教育ばかりが優先して、人類の基本的な愛のあり方の教育が忘れられているのが大きな原因でしょう。

第三章
正しい食べ方で不妊症を克服する

飢餓の時には種の保存の法則が働く

現在は、飽食の時代といわれています。戦争中や戦後しばらくの間は食糧難でした。米は配給制度でわずかしかありません。そのために、さつまいもが代用食として大切な食糧でした。いもがゆといってもお米はわずかだけで、ほとんどさつまいもばかりでした。

卵、魚、肉などはすごい御馳走で、年に一～二回、盆と正月くらいにしか口にすることができませんでした。ほとんどの人が、栄養失調と紙一重の食生活をしていたのです。

そのため生活習慣病である肥満症、糖尿病、高脂血症などはあるはずがなく、病気といえば感染症でした。抗生物質もない時代ですので、特に結核が不治の病としておそれられていました。

貧乏人の子だくさん

このように栄養が不足していても、未熟児はほとんど生まれませんでした。不妊症が問題になるのは、お金持ちの家の跡取《あとと》り問題くらいで、貧乏人の子だくさんの状態でした。

貧乏人の子だくさんとは、貧乏でお金を使った楽しみが出来ないから、楽しみをセックスに求めるためという人もありますが、食べ物が粗末なため「種の保存の法則」が働くのが本当の理由です。お金持ちは御馳走ばかり食べているので、男女共に生殖器官に脂肪がたまり不妊症になってしまうのです。

経済状態がだんだんとよくなり、一億みな中流と言われるようになってからは、ほとんどの家庭で肉や魚が日常の食卓にのぼるようになってきました。また甘いものが氾濫するようになってきました。食べる量も増えています。それとともに不妊症も増えています。

主食と副食

その上、食べ方が間違っているために、身体にとってはあまりよくない状況が生じています。食事の主食と副食の区別がはっきりしなくなってきています。これでは不健康になってしまいます。洋食のメインディッシュは、日本食ではおかずであり、決して主食ではありません。食事が西洋化したため、日本食の主食と副食の区別が、あやしくなってしまいました。しかし日本人は、やはり主食と副食をはっきりと区別する必要があるのです。

主食は、主という字が示すように五〇パーセント以上摂ることが必要です。厚生労働省が一日に三十品目以上食べるよう推奨するものだから、どうしても副食の量が多くなってしまいます。これは長い間の人類の歴史に反した食べ方なのです。

長い歴史にわたり、人類が滅びずに種を保存できたのは、まず主食となる穀類を五〇パーセント以上摂ることを守ってきたためです。十九世紀までは人工的な食材はなくて、ほとんどが自然の食材であったことも重要です。また、穀類も精白していない完全穀類でした。そのためビタミンやミネラルが豊富でした。

農耕民族である日本では穀類を主食にし、副食は野菜が主で、ほかに少量の魚介類や海藻類などを摂っていました。これは現在においても世界で最も理想的な食事です。この基本があったからこそ、世界一の長寿国になれたのです。

しかしファーストフードがあふれ、また西洋食が重視されるなど、食が乱れてしまった状態では、現在の長寿国を支えているお年寄りが生きている間しか、世界一は誇れないでしょう。

栄養学には落とし穴がある

現代の栄養学にはいろいろな落とし穴があります。イヌイット（エスキモー）の人達はアザラシの肉だけを食べていれば元気です。栄養学に従った食べ方をすれば病気になります。北極は非常に寒いところです。寒さは陰性の性質です。アザラシの肉は陽性です。北極のように極端な陰性の環境の中では、陽性の食べものだけ食べる必要があるのです。栄養学に従うと陰性の野菜なども食べなければなりません。そのために病気になるのです。

現代栄養学で推奨されるものは不妊の原因になる

不妊の原因になる食べ物としては、肉、卵、魚、酪農製品、砂糖、清涼飲料水、香辛料の摂り過ぎがあります。これらの食べ物は男性では前立腺や輸精管に、女性では卵巣や卵管、子宮などに脂肪を蓄積して生殖器の機能低下を起こします。

現代栄養学で推奨されている栄養物質が、不妊の原因になるなんて信じられないと思われるでしょう。現代栄養学は、西欧の学者が作りあげたものです。日本人を対象にしたものではありません。しかもまだ一世紀そこそこの実績しかありません。栄養学がなかった期間のほうがはるかに長いのです。その長い期間、健康だったからこそ人類は生き延びてこれたのです。

栄養学ができてから生活習慣病が増えてきていますし、今後もますます増加していくことでしょう。

一汁一菜の低カロリーこそ健康の源

禅宗のお坊さんは一汁一菜《いちじゅういっさい》だけで元気で非常にハードな修行をしています。八百キロカロリーくらいしか食べずしかも一汁一菜なら、現代の栄養学からすれば完全な栄養失調です。ところが実際には一番元気でスタミナがあります。先のイヌイットやこの禅宗のお坊さんからみても、現代の栄養学が間違っていることが分かります。

遺伝子組み換えでおかしくなってきた食材

それればかりではなく、食材そのものがおかしくなってきています。これでは不妊症が増えますし、また、健全な子孫が残せなくなります。クローン牛の肉が表示されないまま市場で売られています。このようなものを食べると、おそらく遺伝子の問題が発生するはずです。種なしスイカや種なしブドウも同じことがいえると思います。

遺伝子組み換えの食品も、必ず何等かの影響があるはずです。それにもかかわらず、大豆油やなたね油、醤油などのように、性質が変わったものは表示しなくてもよい法律が出来てしまいました。

あいまいな遺伝子組み換え食品の表示

なぜこのようになったかといえば、遺伝子組み換えで作った豆腐などは、後から遺伝子の検査をすれば、組み換えているかいないかが分かります。ところが性質が変わってしまった油や醤油は、後から検査しても組み換えているかどうかが分かりません。後から調べれば分かるものを表示させ、分からないものの表示を見送るなんて、おかしいと思いませんか。分からないものこそ厳重に取り締まって、表示を行わせるべきだと思います。

これに関しては直接表示に係わる農林水産省と、遺伝子組み換えの影響を調べる厚生労働省が責任のなすりあいをしているのですから呆れたものです。こんなことで国民の健康が守れるのでしょうか。遺伝子組み換えの表示は二〇〇一年四月から実施されることに決まりましたが、アメリカが遺伝子組み換えの表示をするのは貿易障壁だと反発しています。本当に困ったものです。

その後、市民団体から安全審査をパスしていない組み換え食品が海外から輸入され、流通しているとの指摘がありました。これに対し、厚生労働省も万一流通していた場合、業者に回収などを求める法的根拠を明確にしておく必要があると判断し、業者が自主的に受ける審査から、法的に審査を義務づける方針に変更しました。

表示というのは非常にあいまいです。たとえば「有機栽培」と表示があっても、一〇〇パーセント有機栽培とはかぎりません。また、何年間有機栽培だけを続けているかという問題があります。昨年まで化学肥料を使用していた土地で、今年から有機栽培をしても化学肥料の影響が残っています。数年間は影響が残るといわれています。また小さい畑だけ有機栽培にしても、周囲が全て化学肥料の畑では、まわりからの化学肥料が流れこみますので問題です。

安心できない遺伝子組み換え大豆を使用した豆腐や納豆

現在では日本豆腐協会が原料の五〇パーセントを国産大豆にした豆腐に、「国産大豆使用」の表示を許可しているのが現状です。二〇〇〇年四月からは、国産大豆を一〇〇パーセント使用したもののみ「国産大豆使用」と表示するように自主基準を決めました。農水省も二〇〇一年四月をメドに、遺伝子組み換え食品の一部に表示を義務づけることを決めました。それより先に豆腐や納豆のメーカーは、組み換え大豆を使用していないとの表示を行うようになってきています。

二〇〇〇年四月には、農水省が商品取引所に非組み換え大豆を別に上場することを許可しました。値段の暴騰が起こらないための処置ですが、これが組み換え大豆を減らすきっかけになってくれるのではないかと思います。

また輸入の際に、組み換えたものと組み換えていないものを、分別輸入することが決まりました。しかし流通の過程で、組み換えていないものに組み換えたものがわずかに混入してしまうのを防ぐのは、非常に困難なことです。最初から組み換えを法律で禁止しないと、一〇〇パーセント組み換えていないものだけを入手することは不可能に近くなってしまうのです。ただ、アメリカでも組み換え大豆は買い取り値段が安くなってしまい、作っても損をする状況になってきています。農家が作らなくなれば組み換え大豆はなくなるわけですから、消費者が賢くなれば自然に消えてしまうはずです。

野菜や果物が本物でなく、似て非なるものになっています。ダイオキシンなどの環境ホルモンもあふれています。人類は滅亡へと向かっているのです。消費者が賢くならないと何時までたっても改善されないのです。

添加物の問題も深刻

市販の加工食品には、食品衛生で許可された添加物が何種類も含まれています。コンビニの弁当でも三十種類以上含まれています。あるコンビニがこれを十数種類に減らすと宣言していましたが、それでもびっくりするくらいの数です。しかし食中毒を防止するのが第一目的でしょうから、全くなくすることはまず不可能です。

厚生労働省は安全基準を満たしているから大丈夫と言っていますが、はたして安全なのでしょうか。何種類も使用するとお互いの効果がプラスされた相加効果、お互いの効果が何倍にもなる相乗効果が起こります。それを調べるのは大変にむつかしいので、ほんの二〜三種のものしか調べられていません。これについては後にくわしく述べます。

これらの添加物による不妊もあるはずです。甘味料のステビアは、いろいろなものに入れられていますが、不妊を生じる疑いが持たれています。このようなものは絶対に食べないようにしましょう。

近頃はステビアが入っているものは、かなり少なくなってきました。それでもレトルトカレー、梅酢づけ、かりんとう、えびせんべい、漬け物などに入っているものがあります。必ず内容の表示を確かめて買うようにしましょう。

添加物は異物である

日本生活協同組合連合会が『食品添加物の手引』を出しています。それによれば、「食品添加物には人体の成分ではないもの、すなわち〝異物〟であるものが少なくない。〝異物〟である以上、その程度に差はあっても何らかの毒、あるいは潜在的な毒と考えなければならない。従って、私たちの体内にはできるだけ摂り込まない、摂り込ませないようにするのが基本である」と書かれています。また、同じ生協の『天然添加物安全性評価資料集』によれば「異物とは」との項目で次のように書かれています。

「地球上の生物は二十億年もの、気が遠くなるような長い年月をかけて進化してきた。恐らく生物は、その発生や進化の過程で接触した物質については自らの生存に必要なものとして積極的に利用し、生きるための巧妙なしくみをつくりあげてきたであろう。従って、人体を構成している生体分子および人類が進化の過程で摂り入れた食物成分を除くすべての物質は、ヒトにとって異物ということになる。このような異物は栄養源でもなく、エネルギー源や生体成分にもならないので、本来生物にとっては不必要なものであるばかりか、時として生体に有害な作用を示すことがある。特に十九世紀に入って急速に進歩した合成化学が生みだした多数の化学合成品の中には、それまで自然界に存在しなかったものが多く、それらは人間にとって明らかな異物である。

ちなみに異物は英語ではXenobioticsであり、毒性学の分野ではこれを外来異物あるいは生体異物と訳する場合が多い。また、免疫学では〝自己でないもの〟〝自己の成分でないもの〟を異物と定義し、これを認識し、排除するのが免疫系の役割と解釈されている」

医薬品と添加物のちがい

西洋医学が使用する医薬品も化学合成品です。もともと自然界に存在しなかったものなので、その意味では添加物と同じです。しかし医薬品は身体にとって必要なものですが、添加物は不要なものです。また医薬品は副作用を予測することが可能ですし、もし副作用が起こっても、それを服用している人は分かりますし、何によって副作用が起こったかもすぐに分かります。また常に医師や薬剤師の管理のもとに投薬されています。

ところが添加物の場合、あまりに種類が多すぎます。使用の場合に一応の使用基準があっても、それが守られているという保証はありません。また、添加物が入っていることすら認識しないで、不特定多数の人が体内に入れてしまいます。そのためいろいろな障害が起こっても、何が原因か分かりません。また障害を予測しながら食べることも不可能です。

さらに、多種類の添加物が一緒に体内に入った場合の複合影響も起こります。その上、農薬や化学肥料の影響もあり、これら全ての複合影響が考えられます。しかもこの複合影響は、現在の段階ではまだどのような影響があるかは分かっていません。

最初から無添加、無農薬、有機栽培のものを選ぶようにしましょう。

原産地の表示が信用できない銘柄品

魚沼産コシヒカリはおいしいお米の代表です。他のものより一キロあたり千円も高価です。生産量は年間約七万トンとごくわずかです。ところが実際に出回っているのはその十倍の量です。本物を手に入れるのは非常にむつかしいのです。黒豚も実際の出荷量の十倍から三十倍も出回っています。「百グラム五百円の黒豚、本日は二百五十円の特売」との表示も、実際は百五十円の白豚である場合もあるとのことです。

南高梅《なんこううめ》も中国産のものを和歌山に運び、和歌山産として売っているものがあります。野沢菜も中国産のものがあります。それでも、原料の産地ではなく、その原料を使って製品を作る製造元と販売元さえ明記してあれば、「長野県産」と表示して法律上は問題がないのです。実に困った法律です。ひどい場合には、輸入したじゃがいもにわざわざ泥をまぶして、「北海道産」として売られているものもあるとのことです。浜名湖産うなぎも、外国のうなぎを「浜名湖産」と表示しているのが多数あります。

本場で一本釣りしたごくわずかのものだけを関アジ、関サバと佐賀関漁協が登録商標としたものであるにもかかわらず、北海道の業者から大量に関アジ、関サバを買っている業者もあるとのことです。魚介類の「近海もの」との表示も、多くはロシアやアメリカからの輸入です。輸入したスケソウダラ、シシャモ、ホタテなど「北海道産」と表示して売られている場合もあるのです。

輸入品が原料の場合、通関の時にいろいろな消毒が行われます。これでは健康に悪くてあたりまえです。また、輸送用の水に抗生物質などのいろいろなものを混ぜています。これでは怖くて食べる気がしません。

身土不二が食事の基本

身土不二《しんどふじ》とは、身体と土地とは一体であるということで、その土地でできた旬の食べ物を食べるのが身体に最もよいということを表しています。風俗、習慣は、その土地にもっとも適応するために、何千年もの間かかって得られた最高の智恵なのです。

非常に寒い地方に住むイヌイット（エスキモー）の人たちと、我々日本人とでは風俗、習慣、食生活が全く違います。

これが身土不二というもので、イヌイットの人たちの環境で、日本人と同じ食べ物を摂るような生活をすると身体をこわしてしまいます。

旅をすれば水が変わるから気をつけるようにいわれるのも、生まれ育ったところとは違った土地に行けば、水だけでなく食べ物や環境が変わってしまって、健康がそこなわれることを注意しているのです。

食べ物には、身体を温めるものと冷やすものがある

食べ物には、身体を温めるものと冷やすものがあります。身体を温めるためには、熱いものを食べる場合でも、夏にできるものや、南の国でできるものは身体を冷やしますのでできるだけ避けることです。インドなどの辛い食べ物は身体を冷やします。これは暑い地方の人達が元気で過ごせるための生活の智恵なのです。長い間の経験で、食べ物はその土地の気候などの環境に合うように工夫されてきているのです。

現在は、その国に行かなくても、居ながらにして世界中の食事ができるようになりました。そのため、料理はその国の気候、風土などのいろいろな背景をもとにしてできたものであることが忘れられ、おいしさだけが求められています。ときたま食べるのはよいでしょうが、日常食べるものはその土地に合ったものにしておく必要があるのです。

昔と今の食べ物は似て非なるもの

その上、昔の食べ物と、今の食べ物では同じものがほとんどなくなってきています。野菜の肥料は、昔は人間や家畜の大小便を使用していました。食物を食べて排泄したものを、十分こえだめで肥料として使えるように熟成させてから、農作物の肥料として使用するという自然の中のサイクルがあったのです。農薬もなくて、手で害虫や野草を取っていました。ハウス栽培もありません。実に自然な状態で穀物や野菜が栽培されていたのです。

今は化学肥料、農薬、ハウス栽培、さらには遺伝子組み換えです。農薬も今までは外から散布していたので洗い流せましたが、最近では野菜の根元に埋め込み、野菜がそれを吸収して害虫を殺す方法が使われています。また、遺伝子組み換えによって、病害虫に強く、収穫性のよい野菜が作り出され、さらには、成長とともに病害虫を殺す殺虫毒素生成能力を組み込まれた野菜さえあります。

精子数を半減させ、流産・不妊を起こす化学肥料や殺虫剤

有機栽培の露地ものの野菜は、葉に虫食いのあとがあったり、曲がっていたり、日焼けのあとがあったりできれいには見えません。しかし、野菜本来の栄養は化学肥料でハウス栽培のものとは比べものにならないくらい素晴らしいものです。健康になるのはこのような野菜であって、ハウス栽培、化学肥料の野菜では健康が蝕《むしば》まれるだけです。化学肥料と殺虫剤を使った野菜は精子の数を半分に減らし、また女性の流産や不妊の原因になるのです。

ディーゼル車の排ガスに含まれる微粒子（ＤＰＥ）を妊娠中のマウスに投与したところ、濃度によっては約七割が流産することが分かりました。これは大気汚染の元凶として注目されている微小粒子状物質

（PM二・五）の主成分であり、オスのマウスの精子形成を妨げる内分泌かく乱（環境ホルモン）作用がすでに確認されています。

この微小粒子状物質の量を人間の暮らしの中でいうと、幹線道路沿いなら可能性があるとのことです。このようなところでは排ガスが室内に入らないように気をつけ、室内には備長炭や竹炭を大量に置いてガスを吸着させるようにしましょう。また妊娠中に外出する時には、火事の場合に使う防煙マスクをしておく必要があります。

科学技術の進歩が身体に悪い食べ物を増加させる

先に述べたように、最初から野菜自体に殺虫薬が組み込まれているものが増えてきています。このような殺虫薬が、人間の体内に蓄積されるとどうなるのでしょうか。最も影響を受けるのが、発達が未熟な卵の原始細胞、精子の原始細胞などではないでしょうか。不妊になったり奇形児が生まれたり、先天的な知能障害が生じたりするのではないかと危惧《きぐ》します。

種なしすいかや種なしぶどうなどを人間が食べると、人間の種がなくなる、つまり不妊になる確率は非常に高くなる可能性が考えられます。こうしたものの影響は発達段階にある時に最も強く現れます。胎児に、次には子供への影響が大きいのです。

放射線をかけた野菜や水産物も非常に危険です。放射線を野菜に照射すると、発芽が抑制され、また殺菌や殺虫作用により、貯蔵期間を長くすることができるのです。じゃがいもやたまねぎに放射線を照射すると発芽が抑制されます。みかんやいちご、きのこは腐らずに長もちします。えびやかまぼこなども腐らないのです。米や小麦にも照射されています。

大量の放射線たとえば原子爆弾や原子力発電所での放射線もれで臨界状態になった場合では、活性酸素を大量に生産してＤＮＡを溶かしてしまいます。細胞として機能しなくなってしまい、これが全身に及べば死んでしまうのです。少量の放射線たとえば胃腸の透視などでもＤＮＡに傷をつけ、最終的には細胞分裂を異常にします。放射線を照射した物を食べた場合に、どのような影響が起こるかまだよく分かっていません。しかし何等かの影響はあるはずです。放射線を照射したものを見分ける方法は非常に困難です。照射したことを隠していれば分からないのです。それだけに非常に危険です。

まして遺伝子組み換えの食品など、おそらくびっくりするほどの悪影響が現れると思います。人への影響はまだ分かっていませんが、遺伝子組み換えの飼料を与えた動物が短命ですし、クローン動物も非常に短命とのことです。これらの食品を食べた人の子供か孫の代になって、悪影響が現れる可能性が非常に大きいと思います。安全性を主張する人たちが言うように、食べてみて何ともなかったから安全というのでは、あまりに考えが浅すぎます。

それにもかかわらず、農林水産省は二〇〇〇年三月三十一日付で、クローン牛の表示は業界の自由意志にまかせ、もし表示する場合には「Ｃビーフ」とすると決定しました。これだけ世間一般が神経質になっているのに、だれが「Ｃビーフ」と表示する業者がいるでしょうか。このような実態は実にお役所仕事の典型というべきものです。

やはり長期に食べ続けた場合の影響を観察したあとでないと、安全とは言えないのです。

イギリスのチャールズ皇太子が、「遺伝子組み換えは、神の領域を犯すものである」と言っておられます。この言葉に学者はもっと謙虚になるべきだと思います。

自然をも変えてしまう現在のやり方

化学肥料の使用は人間に害を与え、土地は痩せてしまいます。またハウス栽培の野菜は、季節が無視された上に十分な太陽のエネルギーを受けなくなってきています。栽培法が変われば、当然野菜の成分や栄養は異なってきます。野菜の本来持っているエネルギーは、全く異なったものに変化してしまうのです。昔ながらの無農薬、有機栽培で旬の野菜なら、種々の栄養素はたっぷり含まれています。化学肥料を使ったハウス栽培では、形だけ似ているだけの別ものと考えるべきです。

危険な農薬や消毒薬

その上、輸送手段が発達し、本来ならその土地にはないものが食べられるようになりました。外国から輸入されたものもあふれてきています。この場合、まず輸出の時にたっぷりと消毒薬をかけて船積みされます。輸入国では陸揚げ後、再び消毒薬がたっぷりふりかけられます。外国の農薬の使用基準は、日本よりゆるい場合も多いようです。このようにして輸入されたものは、農薬と消毒薬がたっぷりと使われているのです。これらは体内で活性酸素を発生させ、いろいろな障害を起こします。

微量でも蓄積や相加作用、相乗作用で危険率が増加する

政府は許容量以内だから大丈夫と言います。しかし、少量ずつが蓄積された場合の影響については触れていません。また、ひとつひとつは許容量でも、いろいろなものがお互いに影響し合うと、全ての影響が足し算される相加作用、何倍にも影響が大きくなる相乗作用が起こります。この相乗作用を学問的に調べるには膨大な費用と労力、時間が必要なため、二種類の組み合わせのものが数組調べられているだけです。ましてや三種類の組み合わせになると、たとえ一組だけでも調べようとしても、考えられないほどの大変な手数と時間が必要なのです。そのために、たとえ二種類の組み合わせでも、ほとんど調べられないままになっています。

普通に食事をしていると、食品添加物だけでも一日に八十種類も食べています。その上、農薬と大気汚染まで入れると数百種類にもなるといわれています。これらの相乗作用は、どのような方法でも調べることができないほどの膨大な数になってしまいます。このような現状では、危険な疑いのあるものは選ばないようにするしか方法はないのです。

消費者は賢い目を養おう

まっすぐに形が揃ったきゅうりなんて、野菜本来の姿ではありません。消費者が外観だけにとらわれ、本質をみるのを忘れてしまった結果が、現在の似て非なるものの氾濫になっているのです。核家族化したため、お年寄りの智恵が受け継がれなくなり、また政府の輸入重視の減農政策で、農家自体が少なくなった上に、本来の栽培方法を忘れていってしまったのですから、これもしかたがないと言えばそれまでです。

このようなものを食べていると、身体の血液をはじめとして、いろいろな構成組織が変化してしまいます。その結果、医学では原因不明の病気が多くなり、健康が蝕まれていくのです。当然、不妊症も起こり得るのです。

最近はこれではいけないと思う人が増えてきて、無農薬、有機栽培の露地ものの野菜が出回りはじめました。少し高くても、また外観は悪くても、健康のためにはこのようなものを選びたいものです。それが健全な子孫を残す方法なのです。

身体に悪い果物

果物は甘さを目標に品種改良（改悪といったほうがよい）を重ねています。りんごでも本当においしいのは昔のものです。今の甘いりんごにはおいしさがありません。甘さとおいしさがいつのまにか同じ意味になってしまったのでしょうか。現在は砂糖の甘さがあふれています。その上に果物の甘さが加われば、健康を害するだけです。

昔の果物には酸味がありました。特に酢をとらなくても果物で補われていたのです。また酸っぱい果物にはおいしさがあったのです。これに海塩を少しかけて食べると、甘みが出てあと味がよく、また海塩によって身体が温まるし、果物の水分を早く体外に出す作用もあります。外国では果物に塩とこしょうをかけて食べます。

昔は、果物は木になったままで完熟状態になったものだけを食べていました。身土不二を実行していたのです。完熟すれば、太陽のエネルギーを十分に吸収しているので、あまり身体を冷やさなくなります。

現在は輸送にかかる時間と店頭での腐り具合を考えて、まだ青いうちに摘み取って出荷しています。このようなものでは身体に悪くてあたりまえです。また、外国産の季節外れの果物があふれています。暑い国にできる果物は、その土地での暑さを和げるために陰性で身体を冷やすようになっています。それを温帯地方に住んでいる人が食べては、身体を冷やすだけです。

果物はビタミンCの宝庫ではない

患者さんからよく質問されるのが、果物を食べなければビタミンCはどこから摂ったらよいのだろうかということです。果物こそがビタミンCの宝庫だと思っている人が、非常に多いのに驚かされます。

一般の人がビタミンCの含有量が非常に多いと思っている柑橘類ですら、一〇〇グラムあたり四〇ミリグラムしか含まれていません。ブロッコリーは一六〇ミリグラム、小松菜七五ミリグラム、れんこん五五ミリグラム（れんこんにビタミンCがあると思っていたでしょうか？）と、野菜のほうがはるかにビタミンCの含有量が多いのです。

加熱すればビタミンCは壊れますが、全て壊れるわけではありません。菜っぱ類を煮ればかさはうんと減ってしまいますので、その分よけいに食べられます。食物繊維も大量に摂れます。煮ることによって消化吸収率もはるかによくなります。生米を食べても消化しないように、生野菜だって消化が悪いのです。煮てこそ消化がよくなり、成分が十分に吸収されるようになるのです。

漢方では医食同源、薬食同源

現代栄養学は蛋白質、脂肪、糖質（炭水化物）、ビタミン、ミネラルなどの栄養素の量とカロリーだけで成り立っています。食べ物の成分を分析して、栄養素と摂取カロリーのバランスをみて善し悪しを判断しています。しかし食べ物の性質は、それほど単純なものではありません。

これらの栄養素のバランスも確かに大切ですが、もっと大切なことは食べ方です。漢方では医食同源とか薬食同源といわれ、食べることを非常に大切にしています。
漢方が作られた中国では今でもこの医食同源、薬食同源が家庭の中でごく普通に行われています。また、「民人以食為天」（民人《みんじん》は食を以《もっ》て天と為す）という言葉があります。食べることは天より大切という意味です。これが親から子へと伝えられて、家族の体調が悪いときには、主婦がそれを祭して体調を整える料理を作り食べさせます。これは蛋白質、脂肪、糖質、ビタミン、ミネラルのことを考えているのではありません。食べ物には全て漢方薬の生薬と同じような薬理作用があり、それを上手に使いこなしているのです。

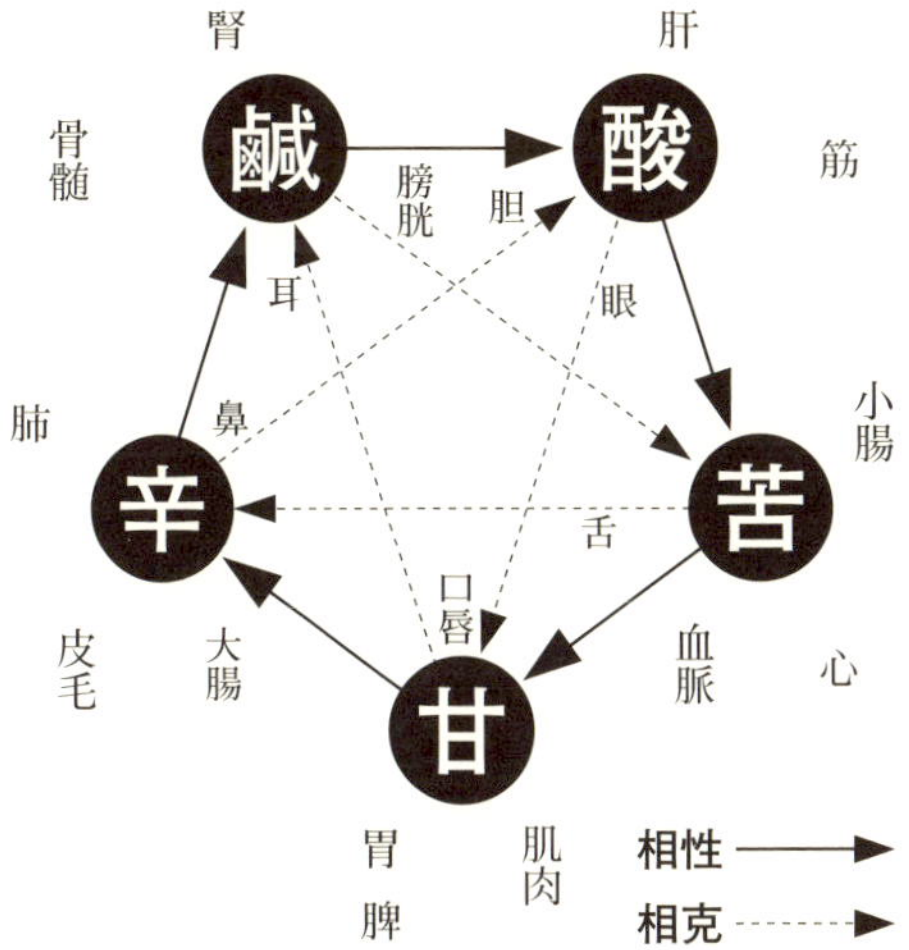

漢方の五味

漢方では食物を酸《さん》、苦《く》、甘《かん》、辛《しん》、鹹《かん》（塩からい）の五つの味に分類します。酸っぱいものは肝臓を、苦いものは心臓を、甘いものは脾臓《ひぞう》を、ピリカラのものは肺臓を、塩からいものは腎臓をそれぞれ丈夫にします。お酒を飲む時に酢の物を食べるのは肝臓を保護する意味があり、古人の智恵の素晴らしさです。

中国の秦漢時代での漢方医学の古典である『黄帝内経素問《こうていだいけいそもん》』では、人体と自然界を木火土金水《もっかどごんすい》の五行《ごぎょう》に分類し、五角形で表しています。五味もこの分類です。

この五角形で時計周りの方向の一つ前が母、一つ後が子です。肝臓の一つ前は腎臓でこれが肝臓の母です。母によいものを与えると子もよくなります。桝酒では、塩が桝に添えられていますが、これは肝臓の母である腎臓を丈夫にして、子の肝臓も丈夫にするためです。

ビールを飲むということは、非常に大量の水分を飲むことになります。多い人だと二リットルの大ジョッキで二十杯も飲んでいます。水をこれだけ大量に体内に入れると心臓が弱り、悪ければ心臓麻痺を起こしかねません。しかし、ビールの苦さが心臓を丈夫にして、このようなトラブルを防いでいます。また身体が熱性の場合には、この苦さが利尿作用となり、小便が頻繁に出るようになります。そのために、若い間はビールを飲むとすぐ尿がしたくなり、トイレに何度も行きますが、年齢とともに身体が冷えてくるとビールを飲んでもあまり尿が出なくなります。こうなると身体に水が貯まりますので、気をつけなくてはなりません。

このような理由で、熱性体質の人にはビールはよいのですが、身体が冷え症になってくると、ビールはますます身体を冷やすだけですのでよくありません。日本人はほとんどが冷えやすい体質なので、ビールは夏場だけほどほどに飲みましょう。

薬膳について

この五味の法則を料理に使ったのが薬膳です。中国では昔から、皇帝や貴族には侍医《じい》がいます。侍医には、食事療法担当の食医《しょくい》、薬物療法担当の疾医《しつい》、物理療法担当の鍼医《しんい》、灸医《きゅうい》、導引《どういん》（あんま）などがあり、一番偉いのが食医で次が疾医です。

日常の健康のために食物を組み合わせる技術を、調理といいます。また、疾医が薬物を組み合わせる技術を、調剤といいます。調理と調剤の原理原則は同じです。主な五行配

●人体と自然界の五行配当

五行	五味	五色	五臓	五腑	五根	五季	五方	五穀	五畜	五果
木	酸	青	肝	胆	眼	春	東	胡麻	鶏	すもも
火	苦	赤	心	小腸	舌	夏	南	小麦	羊	あんず
土	甘	黄	脾	胃	唇	土	中央	米	牛	なつめ
金	辛	白	肺	大腸	鼻	秋	西	黍	馬	桃
水	鹹	黒	腎	膀胱	耳	冬	北	大豆	豚	栗

当をみてみますと上の表のようになります。

先の五角形の図はこの表をもとにして作っています。

薬膳と漢方薬には体質改善作用があります。薬膳では、木の実や草の種に含まれる糖質（炭水化物）、蛋白質、脂肪、ビタミン、ミネラルの栄養を完全に肝臓に摂取し、体の内部から健全な細胞を作り上げていきます。これらの食物は、自然のものであることが最も大切なことです。化学肥料や農薬の使用が駄目なことはもちろん、飼育や養殖したもの、精製されたものなども使用すべきではありません。

薬膳の原則の第一は寒熱（陰陽）です。身体に熱証つまり便秘や発熱、出血、炎症がある場合には苦味や酸味のものを食べます。

薬膳の原則、二味配合、三味配合

また各器官が弱ってきているときには、先の五角形の図で見られるように、肝臓・胆嚢・筋肉・目には酸味、心臓・血脈・小腸・舌には苦味、消化器・唇・皮膚には甘味、呼吸器・大腸には辛味、腎臓・膀胱・耳・骨髄には鹹《かん》味（塩からい）のものを食べます。これらが器官に害を与える（相克《そうこく》）ことも知っておき、前もって防ぐ必要があります。

酸味には甘味を少し入れて消化器を補い、苦味には辛味を少し入れて呼吸器を補い、甘味には塩味を少し入れて腎臓を補い、辛味には酸味を少し入れて肝臓を補い、鹹味には苦味を入れて心臓を補う必要があります。これが二味《にみ》配合の原理です。

実際の味は、それぞれが調和してマイルドでおいしくなります。砂糖の隠し味に塩を使うのはこの原理です。原則的に言って、その人にとっておいしいものが身につきます。まずければその人に適さない味ということです。

先に五角形の図で各器官の親子の関係について触れましたが、肝にとって、心は子であり、脾は孫にあたり、腎は親にあたり、肺は祖父母にあたります。漢方や薬膳の配合原理では自分のための酸味、相克の相手である孫の脾を補う甘味、子の心を補う苦味の三味《さんみ》を配合します。心では苦辛甘、脾では甘鹹辛、肺では辛酸鹹、腎では鹹苦酸の三味になります。

昔から甘いぜんざいを食べる時には、鹹の塩昆布と辛の山椒が添えられています。甘味は相克で腎臓に害があります。あずきには利尿効果があり、これらの組み合わせによって腎臓を補っているのです。経験から得られた昔の人の智恵は素晴らしいものです。酒を飲む時に酢の物や塩辛などを肴にするのも、酸で肝臓を補い、鹹で腎臓を補っているのです。

薬膳では、クルミ、栗、あんず、ナンキン豆、あずき、ハトムギ、ハスの実、ごまなどがよく使われます。これらは全て、甘平《かんぺい》の上薬《じょうやく》に分類されます。平は寒でも温でもない中庸のものを指します。甘みには砂糖を使わず蜂蜜を使います。蜂蜜も甘平で上薬です。

薬膳に欠かせない香辛料

薬膳のもうひとつ大切なものに辛《から》温《しんおん》のものがあります。これらは、辛みや香りがあり、呼吸器や粘膜の活性化の役目をします。防かび、防腐、防臭と抗菌作用もあります。香辛料、薬味、スパイスと呼ばれるもので、しみを取り、肌を美しくします。香辛料は牛、豚、羊の肉を食べる時には必ず必要なものです。

植物性の蛋白質である豆腐なども、湯豆腐にはしょうがと七味唐辛子がそえられています。生魚を使うにぎり鮨にはわさびが使われ、酢につけたしょうがであるガリが必ずつけられます。その上に赤だし、あがりと続きます。わさび、しょうが、酢は、ともに殺菌作用があるのです。また味噌汁は強力な解毒剤です。あがりのお茶に含まれるカテキンにも強力な殺菌作用があります。さび抜きでガリも食べないのなら、にぎり鮨は食中毒を起こす可能性があります。その上、赤だしもやめて、あがりの代わりにジュースを飲もうものなら、これはもう大変です。ジュースで細菌が培養され繁殖して、食中毒を起こしかねません。食中毒を起こせば、鮨屋が保健所から営業停止処分を受けるのですから、お客の食べ方が悪いのにもかかわらず、鮨屋の方が被害者になってしまうのです。

薬膳には香辛料として、ネギ、ニラ、ニンニク、桂皮《けいひ》、茴香《ういきょう》、コショウ、さんしょう、番椒《ばんしょう》、しょうが、丁子《ちょうじ》、姜黄《きょうおう》、良姜《りょうきょう》、芹菜《きんさい》などが使われます。化粧品に香りがつけられているのは、体臭を除き、皮膚や毛髪を活性化し細菌を抑制するためです。

スパイス（香辛料）は我が国では刺激物といって悪者にされていますが、食べ物の腐敗を防ぎ、消化器官の働きを助ける重要な役目をしています。

香辛料の働き

シルクロードはまたスパイスロードでもあります。狩猟民族には肉の腐敗を防ぐスパイスが必要で、非常に高価なものでした。スパイスがないと、肉はすぐに腐敗して貯蔵できなくなりますし、腐敗しかけたものを食べて食中毒が起こります。

現在の日本では肉は最高に新鮮なものが入手できますので、あまりスパイスを使いませんが、西洋では十分にスパイスを使います。これによって腸内の異常発酵を防ぎ、食中毒を防止しているのです。

平熱といわれる三六・六度は一番腐敗しやすい温度です。体内に入ったとたんに、特に肉などの蛋白質はすぐに腐り始めます。それを防止するのが香辛料です。香辛料には殺菌作用があるためです。

異常発酵の結果として発癌物質が大量に発生します。いくら新鮮な肉でも異常発酵することには変わりありません。西洋人はこの腐敗しやすい肉を食べても早く体外に出してしまえるように、腸の長さが短くなっています。

反対に農耕民族の日本人は、消化しにくい野菜の繊維を十分に消化出来るように腸が長くなっています。その日本人がスパイスなしで肉を食べればどうなるでしょう。肉が腸内で腐敗して毒素が発生するので、癌が増えるなどのいろいろな害を身体に与えます。それにもかかわらず日本では、スパイスを刺激物だといって摂らないようにしているのです。スパイスを摂らないのなら、肉も摂ってはいけません。

インドなどの暑い国ではカレー料理が盛んです。カレーはスパイスを十～三十種類も使っています。腐敗を防ぎ内臓を温め消化機能を高めるので、暑い国での食中毒を防ぎ健康に過ごすための生活の智恵です。

香辛料は漢方薬が多い

スパイスには漢方薬も多いのです。カレーの黄色はターメリックというスパイスの色です。漢方ではこれを鬱金《うこん》と言い、胆汁の分泌を促進して肝臓を丈夫にする薬です。

ついでながら、昔の男の子の産着《うぶぎ》は鬱金で染めていました。これは、赤ちゃんが産着の袖口《そでぐち》を吸うと鬱金で肝臓が丈夫になるよう考えられていたのです。女の子の産着は紅花《べにばな》で染めていました。紅花には女性には必ず生じる瘀血《おけつ》（古血、悪い血）を取る作用があります。

漢方薬として使われるスパイスは、他にも非常にたくさんあります。

シナモンは肉桂《にくけい》、クローブは丁子《ちようじ》、マンダリンは陳皮《ちんぴ》、ナツメグは肉豆蔻《にくずく》、フェンネルは小茴香《しょういきょう》などなどです。これらをうまく組み合わせたカレーは身体によいのです。ただ、カレーはインドの食べ物ですから夏だけにしておきましょう。胃炎が激しいときにもやめておきましょう。

スパイスは刺激物だから身体に悪いという発想は困ったものです。適材適所で上手に使いましょう。

スパイスはほとんどのものが有害な活性酸素を抑える作用をもっています。それにより発癌物質をおさえ、広い意味での食中毒の防止になるのです。腐ったものを処理しなくてもよいので、肝臓の負担も減らします。

今、激辛《げきから》の食べ物がはやっていますが、過ぎたるは及ばざるがごとしです。激辛はあくまでも熱帯地方の食べ方です。真夏の非常に暑い日に少し食べるだけにしましょう。

漢方では証《しょう》という考えを重視します。西洋医学では同じ病名がついていても、くわしくみていくと、個人個人の状態は全く同じではありません。同じ国でも若い人、歳取った人、肥えた人、痩せた人、暑がり、寒がり、赤ら顔、蒼白い顔、疲れない人、疲れやすい人、活発な人、消極的な人などいろいろな人がいます。

人類みな同じではない

また、気候風土、生活環境、食物の三条件は地方で異なります。昔からの智恵で、それぞれの条件に最も適した状態が選ばれているのです。人類みな同じではないのです。

一人一人にきちんと対応した漢方医学

このような人たちが病気になった場合に、西洋医学では病名に従って全て同じ薬剤が処方されます。漢方ではその人の立ち居振る舞い、顔色やつや、声の大小やはり、呼吸の状態、脈の状態、腹に触れてその状態、背部に触れてその状態、さらに国柄、生活環境、気候風土、生活環境、食物などまで考慮して処方を決めます。同じ病名でも、百人いれば全て違った処方の場合もあってあたりまえなのです。

このような東洋医学と比べると、西洋医学はかなりおおざっぱです。西洋医学では分析が非常に進んでいますので、ものすごく細かいところまで問題にします。それだからおおざっぱだというと必ず反論されます。しかし、枝葉末節《しようまっせつ》にとらわれ過ぎて大局を見失っています。そのために分析が的外れになってしまっていることも多いのです。

東洋医学は枝葉末節にはあまりこだわりません。東洋医学の大局から見る方法と、西洋医学の分析が融合すれば、分析した結果を全宇宙的な観点から統合することが可能になり、本当によい医学になると思います。

マクロビオティックによる食事法

薬膳は身土不二を考慮に入れ、しかも食べ物の五味を考慮している食事ですが、これとは別にマクロビオティックによる食事法があります。これはまた正食とも言われています。身土不二を徹底させ、薬膳とは異なった考えで食物の陰陽を分けて、身体によいものを選ぶ方法です。住んでいる土地にできる旬の食べ物を食べるのが、健康の基本であるというのが身土不二の原則です。そこに陰陽理論を組み合わせ、人間の性格や健康は全て食べ物に依存しているので、正しい食事をすれば性格がよくなり健康になるというのがマクロビオティックの考え方です。

明治時代に陸軍薬剤監をしていた石塚《いしづか》左玄《さげん》が、自分の腎臓病と皮膚病を治すために考え出した食養によって、肺と腸の結核だった桜沢如一《さくらざわゆきかず》が救われました。その後に、桜沢は陰陽理論を発展させた無双原理という法則を見い出しました。その法則を応用して作ったのが、桜沢流の正食すなわちマクロビオティックです。

これは日本的な食事にもかかわらず、日本ではあまり普及せず、桜沢がフランスへ行き普及させたものです。現在フランスでは針灸が非常に盛んですが、これも桜沢から学んだものです。

マクロビオティックの語源

マクロビオティックの語源は、マクロビオスです。ギリシャ語でマクロは「大きい」を、ビオスは「生命」を意味しています。ヒポクラテスがこれを健康で長生きの人という意味に用い、自然の秩序と調和のとれた生活によって、健康で平和な心が確立するという生き方を提唱しました。宇宙の中での環境と食物を十分に配慮した、簡素でバランスのとれた食事によって、健康で長生きする人間の理想的な生活方法をマクロビオティックと呼びました。

桜沢の弟子として久司道夫《くしみちお》が、最初は世界平和運動のために入門したのですが、それの達成には、食事が非常に大切だということを桜沢から学び、現在もアメリカでマクロビオティックを普及させています。

アメリカでは上院で栄養問題を研究

アメリカでは増え続ける癌や成人病が問題になり、マクガバン上院議員を委員長として外国からも多くの専門家を呼び、世界中から非常に多くの資料を集め、「アメリカ上院栄養問題特別委員会レポート」、通称「マクガバンレポート」といわれる五千ページを越える膨大《ぼうだい》な研究成果が一九七七年に発表されました。

それは現代先進国の食事の間違いを厳しく指摘し、薬や手術を主体とする現代の医学にも批判を加えています。そして自分自身の努力でより健康になり、病気にならないための食事や栄養の改善の方向を示しています。

スミソニアン博物館に殿堂入りした久司道夫

久司もこの委員たちと食物と健康に関する話し合いをしています。また、久司たちが書いた『癌を防ぐ食事』をマクガバン議員は賞賛しています。

その結果、マクロビオティックがアメリカで非常に盛んになり、米国民の健康の増進に大いに寄与し、大成功をおさめました。癌による死亡率も日本とは反対に毎年減少してきています。その功績を讃えて、アメリカの学術研究機関のひとつであるスミソニアン博物館に、エジソン、ライト兄弟などと並んで、日本人として初めて、久司の論文や著書がアメリカの国家資料として殿堂入りをしました。

日本以外で有名なマクロビオティック

面白いことに、このマクロビオティックや正食、身土不二という言葉は、広辞苑などの辞書には載っていません。文明開化以前の、昔の日本食とほぼ同じものを食べるマクロビオティックが、日本よりもアメリカ、ラテンアメリカ、ヨーロッパ、オーストラリア、南アフリカやカリブ海などでどんどん普及しています。

アメリカでは、クリントン前大統領、カーター元大統領、トム・クルーズ、マドンナなどが実行しています。また『スポック博士の育児書』で有名なスポック博士もいました。博士は乳幼児に牛乳を推奨したことで有名です。博士が病気になってからは久司の指導を受けていました。マクロビオティックによって病気がよくなり、牛乳が人間にとって悪いことが分かると、マスメディアを呼び出し、もう乳幼児に牛乳を飲ませるな、とこれまでの博士の説を修正したのです。

先にも書きましたように、人類が長い歴史の間、滅びずにきたのは、昔の自然な身土不二の食事が大いに寄与しているのです。栄養学が普及してからは、かえって生活習慣病や難病、悪性腫瘍が増え続けています。栄養学によって分析ができるため、その分析結果にだけ目がうばわれ、もともと個々の食物が持っている本来の性質を見落としてしまい、動物性蛋白を重要視してしまったために生活習慣病を起こしてしまったのです。

健康になるためには、身土不二といわれる、その人が育った場所の旬の食べ物を食べることです。何千年もの間かかって、その人が住んでいるその場所の気候などにもっとも適した食べ方が、考えられているからです。

マクロビオティックによる男女産み分け法

マクロビオティックでは、夫婦が同じように健康で、住んでいる環境と陰陽の調和がきちんとしていれば、男女同数の子供が産まれ、美食をしていると女の子ばかり産まれるとしています。

マクロビオティックでの食べ物の陰陽の分け方には、かなり概念的なところがあります。漢方の寒熱とは異なるものもあり、全てを肯定出来ないところもありますが、だいたいの目安と考えておくとよいでしょう。

日本の粗食が長寿の秘訣

先にも述べたように、禅宗のお坊さんは一汁一菜で生臭いものを断つため、動物性蛋白質は一切摂りません。しかも一日約八百キロカロリーと非常に少食です。しかし普通の人よりもはるかに元気でスタミナもあります。

昔、長寿村と言われた所は、貧しい農村や漁村でした。百歳近くでも現役で、元気に農業や漁業を営んでいました。

玄麦や旬の野菜がもたらした長寿村の生活

長寿村として有名だったのが山梨県棡原《ゆずりはら》村です。昔は交通が不便だったことから、陸の孤島といわれていましたが、空気がきれいで静かな環境でした。山の中の急な傾斜地なので、村の人たちは足腰が強くなります。斜面地の段々畑なので、水田での稲作はできませんが、自分たちが食べるための物を畑で作っていました。そこでは八十歳、九十歳を過ぎても、現役で元気に畑仕事をしている人が大勢いたのです。

主食は、大麦の玄麦を鉄釜で炊いた「おばく」、大麦の玄麦に大根の輪切りを入れた「でえこばく」などでした。ほかに小麦やきび、粟などの雑穀、豆類、いも類、ごま、野菜、山菜など季節に応じた旬の食べ物を食べていました。生味噌をおかずにし、動物性の物は干物や卵を時々食べる程度でした。これらはビタミンやミネラル、植物繊維が豊富です。便秘を防ぎ腸内の善玉菌を増やし、ビタミンB類の合成を盛んにして肝臓の解毒作用をたかめ、血糖値を下げる作用があります。また、麦は米よりカルシウムとリンの比率がよく、脳卒中や心臓発作を予防するマグネシウムが多く、粘りが少ないために、胃腸に負担をかけないなどの利点があります。

棡原村の人達は段々畑で足腰を鍛え、現在からみると貧しい食事をしていたからこそ元気で長生きだったのです。現代栄養学で大切といわれる、動物性蛋白質や脂肪とは全く反対の食事でした。動物性蛋白質としては卵や干物を時々摂るくらいでした。

かつての長寿村も今は消滅

その陸の孤島も昭和二十九年にバスが開通してからは、若者は都会へ働きに行くようになりました。それとともに今まで食べたこともなかった白米、肉、魚、牛乳、ハム、ソーセージ、酒、ビール、ウイスキー、インスタントラーメン、砂糖、コーラ、ジュース、菓子など食品添加物の多い食べ物などが入ってくるようになりました。それでも老人たちは、今さらこのような物は食べられないと伝統の食事をしていました。

その後、五十歳前後の中年層の癌や生活習慣病による死亡率が急上昇してきました。親より子供が先に死ぬ「逆《さか》さ仏《ぼとけ》」現象が起こってきました。これは、老人は以前と同じ生活をしていたので長寿で元気だったのですが、若い人たちの生活や食事が今までと全く変わってしまったのが原因です。

便の検査をすると、老人たちの腸内細菌はビフィズス菌などの善玉菌が多く、悪玉菌であるウエルシュ菌や大腸菌は少ないのです。普通の食事をしていれば、老人になるとビフィズス菌などの善玉菌は減少し、ウエルシュ菌などの悪玉菌が増加するのですが、その反対だったのです。豊富な繊維成分を摂り、生味噌でビフィズス菌や乳酸菌を補給し、肉食をしないので悪玉腸内細菌がはびこらないのです。その上、傾斜地で足腰を鍛えています。若者は町へ出稼ぎに行くのでそれほど足腰は鍛えられません。その結果が「逆さ仏」現象を起こすことになったのです。

現代栄養学に従った危険な食事

現代栄養学に従えば短命になり、身土不二の食事をしていれば長命になるという事実を、棡原村では実際に行うことで証明してくれていたのです。

世界中の人類はみな同じという考えが、現代栄養学の根本にあります。身土不二とは全く反対の考えです。

現代栄養学が推奨する動物性蛋白質は、生活習慣病のもとになり、一方、栄養学的に見れば不完全と思われる食事の方が、実際には身土不二にかなったよい食事であるため、元気で長寿になるのです。生物学的にみて、人間から遠いものほど身体によいのです。動物より植物、さらにもっと遠い微生物が身体の役に立つのです。

玄米は最もよい主食

長寿村の人たちは、水田がないので玄麦や粟、ヒエなどを食べていました。精白していない米や麦は生きています。播《ま》けば芽が出てきます。生命が宿っているのです。これは穀物である麦、小麦、粟、ヒエなど全てにいえることです。穀物の素晴らしさはここにあります。穀物を精白してしまえば死んでしまいます。もちろん炊けば芽は出なくなりますが、この生命が宿っているもとになっている胚芽や、それを保護している部分も食べることができます。

これらの部分には、いろいろなビタミンやミネラルが豊富に含まれています。玄米には蛋白質や脂肪も含まれています。穀物のなかでも、玄米はこのバランスが最もよいのです。玄米なら全くおかずを食べなくてもよいくらい、全ての栄養素が含まれているのです。精白すれば蛋白質や脂肪、ビタミン、ミネラル、食物繊維が失われてしまい、ほとんど炭水化物（糖質）だけになります。

繊維成分も豊富です。この繊維成分は、身体に悪いものを排泄する作用が非常に強いのです。玄米は農薬などの害が多いから、白米にしたほうがよいという人もいますが、もし農薬が白米より多くても、繊維がそれを排泄してくれますので、結果としては玄米のほうが害は少なくなります。

活性酸素を抑える玄米パワー

原子爆弾の放射線で原爆病が発生します。長崎が原爆にみまわれ、当時長崎大学放射線科の永井隆医師が原爆病にかかり、命を亡くしました。『この子残して』の著者として当時有名だったので、ご存じの方も多いでしょう。現代医学で考えられる治療を全て行っても、原爆病は治すことができませんでした。

ところが近くの病院で、原爆が落ちてからすぐに入院患者全員を玄米食に変えた所があります。院長が玄米の研究をしていたため、原爆の害から逃れるには玄米が最もよいということを知っていたのです。この入院患者さんたちは、原爆病が発病せず元気だったのです。

最近の原子力発電用核燃料会社での放射線被爆問題の場合でも、また環境ホルモンなどの公害物質を早く排泄して無害にするのにも、玄米が一番よいのです。これは、玄米には活性酸素を抑えるＳＯＤの強力な作用があるためです。環境ホルモンやその他の公害物質があふれている現代こそ、玄米パワーで乗り切る必要があります。

精白すれば、玄米の一番大切な部分は米ぬかになってしまいます。米ぬかで石鹸を作ったり、袋の中に入れて床のつや出しに使ったりするのは、玄米に含まれている脂肪のおかげです。最近、この米ぬかから大腸癌の発生を抑える物質の開発が成功しました。米ぬかから抽出したポリフェノール類である「フェルラ酸」に活性酸素を抑える作用があり、大腸癌を予防する効果があるのです。もともと食物繊維は大腸癌の発生を抑える作用があるといわれていますが、それが証明されたのです。

このように素晴らしい米ぬかを精白して捨ててしまうなんてもったいないことです。白米を一文字で書けば「粕」という字になります。昔の人は実にうまく字を作ったものです。

おいしい玄米の炊き方

戦争を体験した人にとっては、玄米は非常にまずいものという印象が強すぎるようです。私も小学校のころに食べた玄米が、非常にまずかった記憶があります。これは炊き方が悪かったのだと思います。上手に炊けば玄米は本当においしいものです。近ごろの炊飯器は玄米が炊けるようになっています。これでもけっこううまく炊けます。二十四時間水につけておけば、普通のお米と同じように炊いてもおいしく炊けます。この場合、水につけたまま冷蔵庫の中に入れておかないと臭くなります。

普通に炊くとややパサパサした感じがありますが、圧力釜を使えばかなり粘りがあるものが炊き上がります。自然食品店などで売っている圧力釜用の中釜を使えば、よりいっそうおいしく炊けます。お米は洗う時から浄水を使いましょう。乾燥している時が一番よく水を吸い込みますから、水道水では塩素がお米に吸収されてしまいます。

玄米は、無農薬で有機栽培のものを選ぶようにしましょう。粟、ヒエなどいろいろな穀物を少し混ぜて炊くのもよいし、あずきを入れてもおいしいものです。炊く時に海塩を少量入れましょう。

少食こそ健康の秘訣

最近は飽食の時代と言われるように、食べすぎが多くなっています。第二次世界大戦を経験した年代は、食事の量が少ないと栄養失調になるとの思い込みがあります。

しかし日本での言い伝えに、「腹八分に医者いらず、腹六分に薬なし」というのがあります。これは実に名言です。腹六分目までにしておくと、買い薬も必要ないほど健康になることができるのです。

厚生労働省も一時、肥満児を健康優良児として表彰していた時代がありました。このような摂取カロリーの過剰があたりまえになり、それに生野菜や果物などの冷えたものを多食するようになってきました。

これらが寝たきりやボケの増加の原因になっています。

食生活を見直して一汁一菜に学ぶ

過食は活性酸素を増やします。また体内に脂肪を貯め込み、必要なカルシウム、マグネシウムを体外に排泄してしまいます。これが不足するとカルシウムは骨から、マグネシウムは筋肉などから取っていきます。

マグネシウムには、エネルギー代謝や腎臓でのカルシウム代謝、心臓の代謝などを円滑にして高血圧症、糖尿病、高脂血症、虚血性心疾患などを改善する働きがあります。加工食品や高脂肪食品の食べすぎの上にストレスが加われば、カルシウム、マグネシウムの不足を来たします。

昔ながらの塩田製法の塩にはマグネシウムがたっぷり含まれていますので、味噌、醤油なども塩田製法の塩を使用しているものを使えば、マグネシウム不足の心配もなくなります。

ネズミを使って寿命を調べる実験で、一方のグループには過食させ、もう一方のグループは少し飢えさせたところ、過食グループが、飢えグループの半分以下という結果が出ました。いつも少し飢えた状態にしておいた方が、過食するよりも二倍も長く生きることができたのです。

棡原村のような食べすぎの人がない集落に元気な長寿者が多かったことが、この実験でも証明されたのです。これは食べすぎにより、非常に悪質で身体にいろいろな害を与える活性酸素が増加するのも一因になっています。

禅宗のお坊さんは一汁一菜で、生臭いものは食べません。現代の栄養学では完全に栄養失調になるはずです。ところが実際は最も元気で長生きです。低カロリーの植物食が長寿の秘訣です。蛋白質は畑の肉と言われる大豆蛋白を摂り、脂肪はごまをたっぷり使って補っています。決して炭水化物だけを摂っているのではありません。非常にバランスのよい食事をしています。その上、山椒などのスパイスも摂っているのです。

健康の源「全体食」

食物は全体食がよいのです。野菜でも葉から根まで全て食べる、魚は丸ごと食べる、牛や豚でも頭から尾まで内臓を含めて全て食べるのがよいのです。沖縄の人たちは豚をこのように全て食べています。また、狩猟民族の人達も牛などを全て食べているのです。エスキモーも、アザラシを頭からしっぽや内臓まで生で食べているのです。

最近の日本人はこれを忘れ、肉だけを食べてますます不健康になってきています。

沖縄の長寿の真相

粗末な食事が長寿の根元であるとして山梨県棡原村の例をあげました。そしてここの調査に携わった学者が、沖縄は豚肉を食べるにもかかわらず長寿であることに疑いを持っていました。しかし現在では、沖縄が長寿であることはだれでも知っている事実です。

先にも触れたように、沖縄の人は豚の全体を食べます。まず、豚を丸ごと長時間よく煮込んで、油を完全になくしているのです。その後でも、豚の角煮は脂肪分が全くなくなるまで煮込んでいます。「足テビチ」と呼ばれる蹄《ひづめ》の部分も、よく煮込んでゼラチン質だけにしています。ただし老人に聞くと、豚肉は月に一度か二度、ハレの行事の際に食べるだけとのことです。これで棡原村の調査に携わった学者の疑問も解けます。

その上、新鮮な黄緑野菜も葉から根まで全体をたくさん食べます。しかも、中国での薬膳的な使い方を、各家庭で伝統的に受け継いできているのです。

これによって、ビタミンやミネラルたっぷりのたくさんの繊維成分が摂れます。野菜を炒める場合にでもごく少量の豚のラードを使うだけで、豆腐と一緒に炒め「チャンプルー」にします。海藻もいろいろな種類のものを食べ、特に昆布は日本一の消費量ですし、だしをとるだけでなく、昆布その物を料理として食べているのです。そして、本土では寒い一月、二月の季節でも、沖縄では屋外で働けるという、非常に恵まれた環境の中で身体をよく動かして労働します。繊維質を多く摂ってよく労働をする点では桐原村と同じです。

これらが全て集積されて沖縄の長寿が成り立つのです。単純に豚肉だけに注目するのは、あまりに偏った物の見方に過ぎません。

粗食が健康で強靱な日本人の肉体を作った

幕末から明治にかけて日本を訪れた外国人は、健康で強靱な日本人の肉体に驚きました。馬で旅する際に、馬子《まご》が馬の速い歩みにちゃんとついてきて、茶屋で休む時でも馬子は休まずに馬の世話をして、鼻面《はなづら》に冷たい水をかけたり、飼料を与えたりし、その後も鹿のように軽い足どりで疲れを知らず、一日に八十キロもついてきたのです。また、人力車の車夫《しゃふ》が五十キロも休みなしに人力車を引いたり、船頭が一晩中休みなしに櫓《ろ》を漕《こ》いだりしていました。

これは、食べ物が少量の米と麦、粟、ヒエ、キビなどの雑穀を搗《つ》かずに主食にして、海藻類、山菜類、野菜類をいつも摂り、肉は年に一、二度だけ、魚は大御馳走だったという食べ方にあります。かつては長寿だった棡原村でも、同様の食事をして段々畑で足腰を鍛えていたからこそ九十歳を過ぎても現役で働けたのです。

ミネラル不足が身体をおかしくする

雑穀や海草、山菜、山草などは、カリウム、マグネシウム、鉄、亜鉛、マンガン、銅、セレニウム、クロム、錫、モリブデン、ニッケル、鉛、カリウム、ヨウ素、フッ素、ケイ素、コバルト、パナジウム、ナトリウム、リチウム、リンなどの微量ミネラルが豊富な食物です。

マンガンの不足は生殖機能を低下させ、精力減退、精子減少を起こします。また、骨、中枢神経機能の低下、糖尿病、動脈硬化、リウマチ性関節炎などを起こします。

亜鉛の不足は月経不順、性機能低下、精力減退、精子減少を起こします。また味覚障害、糖尿病、脱毛症、皮膚炎、湿疹、食欲不振なども起こします。

亜鉛不足は和食で解決できる

亜鉛は約三千種ある酵素のうち約一割に含まれていて、細胞の代謝には必要なものです。遺伝子の複製をする転写活性蛋白の合成にも必要であり、体内のあらゆる組織、血液、筋肉、脳、いろいろの器官、皮膚、毛髪などに含まれています。

亜鉛が多く含まれているのは、貝類のカキ、煮干、ごま、高野豆腐、種子類、海藻類、抹茶、御飯などです。和食には亜鉛が多いのです。しかし現在は高蛋白、高脂肪の西洋化した食事が好まれるようになり、亜鉛不足が問題になっています。例えば、シェフに味覚障害が増えているのです。板前さんにはこのようなことはありません。

また亜鉛は、調理、加工の段階で失われる率が大きく、缶詰加工では四〇～九〇パーセントが失われてしまいます。

ダイエット志向で、米を食べずにエネルギー制限をすると、細胞はエネルギーを取り込みにくくなり、亜鉛を失います。加工食品の添加物も問題です。食品添加物のなかには、亜鉛などの金属を閉じ込めるキレート作用をもつものがあり、吸収や排泄を阻害するなどの弊害が起こります。ソーセージの粘着力を強めたり、豆腐に弾力をもたす重合リン酸塩、漬け物が褐色に変わるのを防ぐフィチン酸などが代表的なものです。

不足したものを補う機能性食品にも問題があります。亜鉛の吸収を阻害する食物繊維、鉄、カルシウムなどの機能性食品を摂ることがはやっていますが、これは問題です。機能性食品では過剰に摂りすぎるという問題が出てきます。これらは多すぎてもいけないのです。たとえビタミンでも摂りすぎは害になります。その上、合成品では害はひどくなるばかりです。

薬剤である抗生物質、循環器系の薬剤、下剤や利尿剤などにもキレート作用を持つものがあります。これらにより味覚障害が起こります。

発酵食品は最高の健康食

日本は発酵食品が非常に多い国です。代表的な調味料である醤油、味噌をはじめ納豆、漬け物などなどです。特に味噌には乳酸菌など善玉菌が多く含まれます。その上、各種の酵素も豊富です。

味噌汁は世界で最もよい食べ物です。味噌汁がよいというのは、遺伝子組み換えをしていない有機栽培無農薬の大豆で、自然海塩を使い、木の樽で二～三年熟成させた味噌を使っての話です。

しかし今の日本には、木の樽で二～三年熟成させた本格的な醤油や味噌は、非常に少ないのです。短期醸造で塩分ひかえめの味噌や醤油は、身体に悪いので摂ってはいけません。短期醸造では風味も少ないので、化学調味料を混ぜなければ、まずくて食べられません。しかも遺伝子の組み換えを行った上に、化学肥料で栽培した大豆を使っている可能性もあります。むしろアメリカに本格的な本物の味噌が多いのは皮肉なことです。

鮒ずしの効用

ほかにも発酵食品がいろいろあります。そのなかでも琵琶湖の鮒《ふな》ずしは、好きな人にとってはたまらないほどおいしいものですが、食べたことがない人にとっては、腐っていると思われるほど強烈ないやな臭いがします。

発酵菌は腐敗菌より強いのです。そのため発酵食品は腐らずに、何十年も保存することができます。この鮒ずしもほかの発酵食品と同じように、腸内の善玉菌を増やします。その結果として便秘、下痢どちらにも効き、不妊が治り、母乳がよく出るようになり、風邪をひかない丈夫な身体になります。現在では、鮒ずしがあまりに高価なため、鯖《さば》で代用して作っています。

発酵食品には、程度の差はあっても、この鮒ずしのような効果があるのです。このような理由で、味噌汁は世界一のスープなのです。御飯にぬかみそ漬けと味噌汁は、不妊症をはじめとするいろいろな病気には欠かすことができない食べ物です。また、鯉の味噌汁である鯉こくは、お乳が出ない時に飲めばよく出るようになります。

昔は、下痢をするとぬかみそ漬けのぬか床を、お湯に溶かして飲む習慣がありました。ぬか床には乳酸菌が大量に含まれるため、腸内の腐敗をおさえて下痢を止めるという強力な整腸作用があることを、理論は分からなくても経験で知っていたのです。

減塩の間違い

現代医学は塩を最大の悪者にしてしまいました。出来るだけ塩を摂らないことが長寿の秘訣だといいます。でもこれは正しいのでしょうか。昔から「酒は百薬の長《ちょう》、塩は食穀《しょくこく》の将《しょう》」といいます。食べ物のなかでは一番大切なものです。

断食をしたときに水だけでは一週間くらいしかもちませんが、塩も摂ると三週間くらいは大丈夫です。阪神大震災のときに建物の下敷きになった人が、四週間後に助けられました。この人は自分の尿を飲んで生き延びたのです。尿には塩が大量に含まれています。塩と水の補給が出来たからこそ、生命が維持できたのです。

人間は海から発生しています。約二十八億年間、海中で進化を続けました。陸上では四億年間でしかありません。そのため体内には原始海水の濃度である〇・九パーセントの海水の成分をもっています。この濃度とバランスが保たれてこそ元気ですが、減塩するとこれが狂ってきます。

世界で最も権威があるイギリスの医学学術誌『ランセット』に、塩の過剰制限は身体に悪いことが発表され、また、アメリカの科学雑誌『サイエンス』にも、減塩は健康を損なうという論文が発表されました。このように、減塩は身体に悪いということが、だんだん分かってきています。

減塩すれば脳梗塞《のうこうそく》が増えますし、骨粗鬆症《こつそしょうしょう》も増えてきます。骨の三分の二がカルシウムで、三分の一が塩なのです。いくらカルシウムを摂っても、塩がなければ骨粗鬆症になってしまいます。最近、骨折が増えている理由としては、牛乳をよく摂ることと減塩の二つの原因が重なっているためです。

昔、上杉謙信が武田信玄に塩を贈った故事があります。上杉謙信は越後の国（新潟県）ですから塩を作れます。武田信玄は甲斐の国（山梨県）ですので塩が作れません。そのために武田信玄の軍隊は元気がなくなっていたのです。塩を贈って元気を出し、対等な立場で闘ったのです。このように、塩がなければ元気がなくなります。最近は無気力な若者が増えた原因として、一番大きな理由が減塩です。

水分をひかえて塩を摂る

近ごろ、歩きながらペットボトルの水を飲んでいる人が多くなってきました。自動車を運転しながら水を飲んでいる人もよくみかけます。これはテレビなどで、水をしっかり飲まないと血液が濃くなって病気になると言っているためでしょう。でも本当にこれは正しいのでしょうか。

アメリカは非常に乾燥した土地です。そのため水は早く蒸発してしまいます。見えない汗（不感蒸泄《ふかんじょうせつ》）で、どんどん水分が失われていきます。洗濯物はしぼらずに干してもすぐに乾いてしまいます。そのような環境では、水を摂らないとミイラになってしまいます。そのために大量に水分を補給する必要があるのです。大量に飲んでも過剰水分は残らないので、目に見える汗や尿として水分を出す必要がありません。排尿は一日一〜二回くらいで十分なのです。そのため汗と尿から塩を捨てるのはごく少量です。その上に塩を補給すれば過剰になってしまいます。このようにアメリカでは、水分をよく摂って塩を制限する必要があるのです。

日本を豊葦原瑞穂国《とよあしはらみずほのくに》というのは、芦が豊かに生える湿原や、稲が豊かに実る水田が多い水が豊かな国という意味です。水が豊富ですから湿度が高く、不感蒸泄はあまりありません。洗濯物は乾きにくいのです。その上に水を飲めば大変です。全身水浸しになってしまいます。大切な植木鉢の植物を、枯らすといけないと思って、朝から晩まで水をやってばかりいると、根腐れになって枯れてしまいます。同じことを乾燥地帯でやれば植物はすくすく育ちます。

湿度が高いと、不感蒸泄がないため、過剰な体内の水分は尿と汗で排泄する必要があります。汗には塩が含まれます。尿には汗より大量の塩が含まれています。それをどんどん排泄するのですから、体内の塩が減ってしまいます。どうしても塩を補給する必要があります。日本ではできるだけ水をひかえ、塩を摂る必要があることがお分かりでしょう。

塩の摂取量は気候風土、季節、年齢により一定ではない

厚生労働省は現在の日本人の平均塩分摂取量である十三・五グラムを十グラムに減らす計画を立てています。一方、WHOでは食塩の一日摂取量を六グラムとしています。ハワイのヒロ市の日系人はこの量を摂っており、痴呆や寝たきりがなく世界でも有数の長寿です。それだからWHOは六グラムにすれば健康で長寿になるというのですが、こ

れはあまりにも単純な比較です。

食塩にもやはり身土不二はあります。湿度の高い国と低い国、熱帯と寒冷地、全て同じでは駄目なのです。日本の夏では、厚生労働省が定めた十三・五グラムでも少なすぎます。減塩をしたために発生する病気がだんだん増加の傾向にあります。これは後で述べます。

汗と尿で体内の塩分が捨てられていく

湿度が高ければ、目に見えない汗である不感蒸泄は、ほとんどありません。そのために汗と尿で、余分な水分を排泄する必要があります。排尿は一日五〜七回くらい必要です。汗にも尿にも塩が含まれています。汗が出る、尿量が増えるということは、塩を体外に捨てているのです。補わないと塩不足になってしまいます。

湿度が低ければ、汗は出なくても、不感蒸泄によって不要な水分はどんどん蒸発していきます。不感蒸泄ですから塩は体内に残っています。また、尿で出す水分も不感蒸泄で蒸発してしまいます。乾燥地帯では排尿は一日一〜二回もあれば十分です。尿による塩の排泄量も非常に少ないのです。

これなら六グラムも塩を摂れば、摂りすぎの場合だってあります。WHOの基準でも乾燥地帯で肉食をしていれば、多すぎることもあり得るのです。バケツ一杯の塩水を砂漠の真ん中に置いておくと、おそらく三時間くらい経てば水は全くなくなり、塩だけが残っています。塩は残るのだから、これ以上塩を摂ってはいけません。

日本で太陽が最もきつい時に同じことをしても、水は目に見えるほどは減りません。それだから日本では、水を多く飲むとあふれ出すだけです。水をなくするためにはバケツの水を捨てればよいのです。そうすると塩も残りません。体が水を捨てるのは汗と尿からです。汗は塩からく、尿も汗の数倍は塩からいのです。つまり汗と尿で塩を捨てているのです。そのために日本では塩を補う必要があるのです。

減塩が必要なのはアメリカ人

このように減塩はアメリカのような乾燥地帯では必要なのです。アメリカ人は肉を一日約一～二キログラムくらい食べます。肉にはかなり多くの塩が含まれています。それを一～二キロも食べるのですから、その上に塩を摂れば過剰になってしまいます。

肉でかなりの塩分を摂るにもかかわらず、汗と尿で塩分を捨てなければ、体内の塩分は増加するばかりです。その上、肉以外の食事で塩分を摂れば、摂りすぎになってしまいます。

近年、日本人も肉を食べるようになりましたが、全ての人ではありません。肉をよく食べる人にしても、アメリカ人のように一日に二キロも食べる人はほとんどないといってよいでしょう。

減塩したためにおこる障害

日本人は食物で摂る塩分は少なく、汗と尿で排泄する塩分は多いのです。そのため別に塩分を補給しないと、体内の〇・九パーセントの塩分濃度を保てなくなります。その結果、いろいろな障害を起こします。特に腎臓は塩分がないと働きが低下してしまいます。水分の排泄機能が悪くなるのです。それにもかかわらず、乾燥地帯のアメリカの真似をして水分をどんどん補給しています。腎臓は痩せ馬にムチを打たれたかのようにダウンしてしまうのです。

その結果、水を他の臓器から排泄しなければならなくなります。一番負担がかかるのが肺臓です。肺臓はこの余分な水分を排泄するために、年中フル回転で働かなくてはなりません。そうすれば気管支炎、気管支喘息、肺炎、肺気腫、気管支拡張症などの病気を起こしやすくなります。

皮膚にも負担をかけます。湿疹、アトピー性皮膚炎、禿頭《とくとう》（はげ）などが起こります。アレルギー性鼻炎、アレルギー性結膜炎、耳管閉塞症およびそれに伴う難聴、メニエール、リウマチ、神経痛など非常に多くの病気の原因になるのです。また腎炎、肝炎も起こしやすくなります。実際にこれらの病気が増加していることが、何よりの証明です。

塩分としては海塩をとるべきです。化学塩では身体を悪くします。すぐに高血圧症や腎炎になってしまいます。自然の海塩なら身体が要求します。ただし「過ぎたるは及ばざるがごとし」です。塩梅《あんばい》よい量を摂りましょう。

昔の日本では、汗をかけばお茶に塩を入れたり、昆布茶にしたりして飲んだものでした。昔の人の智恵は偉大です。塩は幼児では控え目に、成人になるに従って増やしていき、また老人になれば減らしていくのが一番よい摂り方です。

化学塩が日本人の健康を害した

これほど大切な塩であるにもかかわらず、平成九年三月末で専売法が廃止されるまでは、政策によって化学塩が強制されていました。廃止された現在でも、まだまだイオン交換膜製塩法によって作られた化学塩が市場の大部分を占めています。

昭和四十六年に「塩業近代化臨時措置法」が国会を通過してからは、今までの塩田を廃止し、イオン交換膜によって作られた化学塩が、食塩として売られるようになりました。

塩の用途はほとんどが工業用で、苛性ソーダなどの製造に使われます。食用に使用するのはごくわずかにすぎません。工業用なら、できるだけ安く作ったほうがよいことは分かります。そのため食用は犠牲にしてでも、早く大量にできる化学塩を作ることに決めたのです。

また、塩田は平らで広い土地ですので、高度成長政策としての臨海工業地帯を作るのに最適の土地だったのです。混じりけのない純粋な塩化ナトリウムほど高級な塩であると宣伝し、国民は化学塩をおしつけられたのです。このような化学塩を使用しているのは、世界広しといえども日本以外にはありません。しかも日本は湿地帯ですので、乾燥地帯よりよけいに塩を摂ることが必要なのです。それにもかかわらず身体に悪い化学塩を押しつけられ、その結果として病気が増えてきたのです。

自然塩にもいろいろなものがある

自然塩は、専売法が廃止された現在でもごくわずかしか作られていません。一番大規模なのが伊豆大島です。ほかに能登半島や九州の有明海でも少量作られています。伊勢神宮では神様にお供えするお塩を塩田で製造し、その後、古式製法で焼き塩にしてニガリを減らす方法で昔から作っています。最近はこれら以外の所でも少しずつ増えているようです。

輸入した塩田天日塩とは、塩田で九八パーセントの塩化ナトリウムの塩に作り上げたものであって、ニガリが入った本当の自然塩ではありません。これにいろいろな方法でニガリを加えて自然塩として売っています。

これには海水と輸入塩田天日塩を混ぜて、ちょうどよいニガリの濃度に仕上げているもの、輸入塩田天日塩に輸入ニガリを混ぜて作っているものなどがあります。

気をつけなければならないのは、わざわざ海水から自然塩を作っておきながら、塩化ナトリウムは身体に悪いとの考えのもとに、塩化ナトリウムだけを減らして身体によい塩として売っているものがあることです。これではせっかくの自然塩のバランスをくずしてしまい、反対に身体にはよくありません。

また、藻塩《もじお》と呼ばれるものがあります。塩を昆布と共に粉末にしたもので、カリウムが多すぎて塩としてのバランスが悪いものです。昆布だから身体によいと信じた人が食べ過ぎて死んだ例があります。カリウムの摂りすぎによる心停止が原因でしょう。嗜好品として時たま摂るのはよいでしょうが、常用は避けましょう。

肝臓・腎臓を強化し老廃物を追い出す自然塩

化学塩になった時から、塩の旨《うま》みがなくなってしまいました。塩は胃の消化機能や、皮膚と呼吸器の活動を助け、肝臓と胆嚢の機能を促進する働きがあります。また、泌尿器の働きをよくし、血圧の正常化をはかり、大小便を整え、老廃物を追い出す作用もあります。ただ有害な重金属類は尿からは出ません。これは汗から排泄されます。塩をとればよく汗が出るようになり、有害な重金属も排泄されやすくなるのです。

これらは、人間にとって非常に大切なことです。これらの作用は塩化ナトリウムだけでは不可能で、カルシウムやマグネシウム、硫酸根、カリウムなどのミネラルが必要です。ミネラル不足の欠陥塩のためにこれらの機能低下をきたし、アトピー性皮膚炎などの皮膚炎、鼻炎、花粉症、疲労症、冷え症、不眠症、夜尿症などの病気が増えてきました。さらに、減塩ブームでますますこの傾向がひどくなっています。

昔は、輸液といえば生理的食塩水が使用されていました。軍隊では緊急の場合は海水をそのまま輸液したそうです。

海塩をとれば尿がよく出ます。化学塩では尿は出ずに水分を身体に貯めてむくみます。人間が生きていく上で大切な塩を悪者に仕立てあげ、塩を摂らないことこそ健康の秘訣といった風潮も、化学塩だけでしたら正しいといえます。

自然海塩で漬けた漬け物は歯ごたえがぱりっとしていますが、化学塩で漬けた物はしんなりして歯ごたえが悪くなります。顕微鏡で細胞を見てみると、自然海塩で漬けた野菜の細胞は広がり活性化していますが、化学塩では細胞が縮んでしまっています。これでは健康によくないはずです。

本当によい塩とは

この本では海塩、自然海塩、自然塩などといろいろな呼び方をしていますが、みな同じものです。しかし、名前のとおりに海水そのものと成分が同じではありません。

海水の成分で塩化ナトリウム以外のものをニガリといいます。自然塩とか海塩と呼ばれるものにはニガリが入っています。昔の塩はすぐにべとべとになり、ザルに入れておくと液体になったニガリがザルから流れ出しました。これはニガリが湿気を吸って溶けるためです。ニガリが海水の成分のままだと、このように多すぎて流れ出します。

ニガリは必要なものですが、多すぎてもいけません。ニガリが多すぎる塩は身体に悪く味も悪いのです。わずかに湿っている程度、すなわち一～三パーセントくらいの含有量が身体に最もよいのです。海水の塩分は約三・五パーセントです。塩分の約四〇パーセントがニガリです。そのまま製塩すると最終的に約一五パーセントのニガリが含まれるようになります。これでは明らかに多すぎて身体に悪いのです。

昔から製塩後、どのようにしてニガリを減らしてよい塩にするかということが、いろいろ考えられてきています。伊勢神宮の神様にお供えする御塩は、約六合入る三角形の素焼きの土器で固めて焼き塩にしています。こうすることによって、ニガリを減らして身体によい塩にしているのです。また一般の人の上流階級では、塩を藁《わら》で作った袋（かます）に入れ、二〜三年間、梅雨の湿気でゆっくりニガリを垂らし落として使っていました。これを「枯らした塩、枯れた塩、二年塩、三年塩」と呼びます。

さらにこれをホーロクで炒って湿気を減らし、焼き塩としていました。このように健康によく味もよくなるように、いろいろ工夫がされてきたのです。

ニガリは多すぎると腎臓を痛めます。また身体の発育も悪くなります。老化も促進します。これも「過ぎたるは及ばざるがごとし」で、ちょうど塩梅よいニガリの量が最適なのです。

純粋の塩化ナトリウムは妊娠に悪影響がある

畜産界では純粋の塩化ナトリウムを牛や馬に食べさせると、難産、流産、奇形、発育不良を起こすことが分かっています。これは人間でも起こります。免疫力も低下します。子供が欲しい人は、食塩、食卓塩は絶対に使ってはいけません。

塩梅よいことは大切

塩梅という言葉は、文字どおり塩と梅です。これが身体にとって大切なものであることを表しています。塩からいものは腎臓を助けます。酸っぱいものは肝臓を助けます。つまり塩梅よくすることは、肝と腎を丈夫にすることなのです。肝臓と腎臓が健康の基本になるので肝腎というのです。

最近の減塩こそ長寿のコツという風潮は困ったものです。減塩すればかえっていろいろな病気を引き起こすことは、すでに述べたとおりです。肝腎なことが忘れ去られて、塩梅が悪い人がどんどん増えているのが現状です。このままでは、日本人はまもなく世界一の短命になってしまうでしょう。

いつも食卓に置いておきたい梅干し

梅は昔から日本人にとって大切な食べ物でした。ところが塩が身体に悪いと言われ出してから梅も同時に悪者になってしまい、ますます塩梅が悪い身体になっています。

体内に取り入れた食物は、熱とエネルギーに転換して、最後には炭酸ガスと尿になります。この過程で八種類の酸が関与してきます。そのなかでもクエン酸は一番重要な働きをします。これを発見したイギリスの生化学者クレプスは、クエン酸サイクルと名づけました。

クエン酸は、疲労のもとになる乳糖と焦性《しょうせい》ブドウ糖の過剰生産を抑え、さらに炭酸ガスと水に分解して体外に排泄させ、疲労を身体に残しません。その上、エネルギー代謝をスムースにして、元気を出します。クエン酸は、梅に一番多く含まれています。梅干しが疲れによいのはこのような理由からです。

血中に乳酸が蓄積すると、細胞を老化に導き、動脈硬化、高血圧、肝臓病、腎臓病、神経痛、リウマチなどを起こします。またストレスでイライラするのは、体液が酸性にかたむいているためです。梅干し、海藻、野菜などのアルカリ性食品で身体を弱アルカリ性に保てば、新陳代謝が活発になり血液もきれいになります。

酸性の食べ物を摂った時には、野菜をたくさん食べるとよいと言われます。梅干しならごくわずかでアルカリ性にしてくれます。野菜のだいたい五倍から三百倍くらいの効果があります。たとえば酸性の卵黄を百グラム食べた場合、きゅうりでは中和するのに九百グラム食べる必要がありますが、梅干しだと五グラム、梅肉エキスでは一グラムで中和することができます。酸性の食べ物は米、パン、牛肉、豚肉、鶏肉、魚肉、卵、白砂糖、酒、ビールなどで、アルカリ性の食べ物は梅、海藻類、野菜類などです。

近ごろは酸性のものを多く摂り、アルカリ性のものは少なくなっています。調理に手数がかかるので、だんだんと料理しなくなり、結果として味覚が変わってしまい、酸性の食べ物が好まれるようになったと思います。それを中和するためにも、梅干しや梅肉エキスを摂る必要があるのです。

胃腸の働きを助け、全身に効果を及ぼす

日本人の胃は、もともと肉食の西欧人と比べると、胃液の分泌が少なくなっています。胃液が十分に分泌されないと、胃の働きが低下します。梅干しを食べると胃腸の運動（ぜん動運動）が非常に亢進して、消化液の分泌が促進されます。梅干しは小腸から吸収され全身に効果を及ぼします。梅の成分濃度が高いほど、作用も高くなります。大腸までよく動き、大腸から不要なものを早く大便として排泄してくれます。梅干しは便秘の薬でもあるのです。

また、殺菌作用も強力です。昔から食中毒の予防に使われています。もし食中毒になれば、梅肉エキスを三十分間隔でまる一日くらい服用すれば治ります。Ｏ１５７程度なら簡単にやっつけます。この場合は下痢が止まるのですから、便秘にも下痢にも使えることになります。

梅干しは胃酸を増やすので、胃酸過多症には悪いのではないかと思われるでしょうが、実はこれにもよいのです。反対の無酸症にも効果があります。漢方薬が身体を正常化するのと同じ働きがあるのです。実際

に漢方薬では烏梅《うばい》として下痢などに使われています。

さらに、カルシウムの吸収を助ける働きもあります。免疫力も高めます。その結果、いろいろな発癌物質を抑制します。

漢書に「塩食穀之将、酒百薬之長」（塩は食穀の将、酒は百薬の長）と書かれているように、塩、酒とも昔から保健と食養、調理には欠かすことのできない食品でした。今は反対に、塩とともに身体に悪いものの筆頭にあげられています。外国ではその地方特産の酒を料理に使います。

酒は百薬の長

我が国では、いつのまにか酒よりアルコール濃度が低いビールのほうが、身体によいといわれるようになってきました。しかし、ビールは肉食をする熱性体質の民族のものです。日本人が夏季以外に飲むと、どうしても身体を冷やします。しかもビールはもともと麦芽とホップだけで作ったものであるにもかかわらず、日本では純粋にこの製法のものは各ビールメーカに一種類ずつあるだけで、あとは米とコンーンスターチを混ぜたものが大部分です。このようなビールでは困ります。

日本酒も、戦争中の米不足の時代から、本来の酒をアルコールで割って、調味料で味つけしたものが売られるようになりました。これが日本酒の評価を低くした最大の原因です。最近は純米酒が売り出されています。これなら飲みすぎなければ身体によいのです。ただし、酒を飲む時には肝臓を保護する酢味、腎臓を保護する塩味の肴は欠かせません。

酒が百薬の長である証明として、国立がんセンターでの研究発表があります。たばこを吸わない約一万九千人の成人男性を対象に七年間の追跡調査をした結果で、全く酒を飲まない人と飲む人を比較しています。飲まない人が癌になる率を一とすると、二日で一合飲む人は〇・五三になり、少量飲む人のほうが癌にならないという結果です。ただ酒量が増えると危険度が増加し、一日四合では一・五四になるとのことです。癌以外の病気でも、この死亡率の傾向は変わらないそうです。しかし酒を飲めない人に飲ますと、このような結果にはならないでしょうから止めておくべきです。

生活習慣病によい赤ワイン、ビールやコニャックも

フランス料理は動物性脂肪が多く、バターなどでこってりとした味つけをします。ふつうこのような食べ物を常食すれば、高脂血症、糖尿病、高血圧症、心筋梗塞などのいわゆる生活習慣病になりやすくてあたりまえです。それにもかかわらず、フランス人に生活習慣病が少ないのは謎とされ「フレンチパラドックス（フランス人の逆説）」と言われていました。これは、赤ワインに含まれるポリフェノールの抗酸化作用によって生活習慣病が防止されていることが分かりました。ポリフェノールはコニャックやビールにも含まれています。

フランスは水がワインより高価なため、子供でもワインを飲んでいます。そのなかの赤ワインが、SOD（一四二ページ参照）の作用が強力なため、フランス人があれだけ生活習慣病になるのに最適の食事をしていながら、実際には少ないのです。

私の知人が若かったころ、シェフになるためにフランスに留学しました。この人は全くお酒類が飲めない人です。留学二年目で動脈硬化がひどくなり、心筋梗塞を起こしかけそうになり、残念ながらシェフへの道は諦めて帰国しました。

子供の時からワインを飲んでいるフランス人だからこそ、フランス料理を食べても高脂血症にならないのです。ワインが飲めない人は、わずか二年で高脂血症から動脈硬化へと進んでしまうのです。

また、少量のアルコールは善玉コレステロールであるＨＤＬコレステロールを増やすことが分かっています。少量の酒は内臓の血流をよくして身体を温めますが、飲み過ぎると体表の毛細血管が開いて皮膚が赤くなり、自動車のラジエーターの原理で身体を冷やします。漢方では酒を辛温《しんおん》の温めるものに分類し、マクロビオティックでは反対の陰性の冷やすものに分類するのは、量の違いによって両方の作用を持っているためです。

中国料理と紹興酒に、ウーロン茶やジャスミン茶もちゃんと理由のある組み合わせです。日本人はその組み合わせを無視するので、いろいろなことを起こすのです。

ついでながら、フランス料理では魚料理には白ワイン、肉料理には赤ワインといいますが、最近分かったのは、魚に付着した微生物は白ワインで殺菌することができるし、肉の微生物は赤ワインで殺菌することができることです。この反対は不可能であるとのことで、昔の人の経験による智恵の偉大さを示すよい例です。

適量飲めば長生きできるということが、医学的に実証されたのです。ここでも「過ぎたるは及ばざるがごとし」の原則が通用します。

漢方薬を入れた薬酒は、酒の温める効果を強化しています。そのため冷え性や不妊症に効果があります。

漢方薬としても使用 素晴らしい蜂蜜の効果

蜂蜜はただの甘味料《かんみりょう》ではありません。昔から不老長寿の薬とされています。砂糖は酸性ですが蜂蜜はアルカリ性食品です。蜂蜜そのものは酸性ですが、体内でアルカリ性に変わります。

漢方薬の原典である『神農本草経《しんのうほんぞうきょう》』では、薬の効果により上薬《じょうやく》（上品《じょうほん》）、中薬《ちゅうやく》（中品《ちゅうほん》）、下薬《げやく》（下品《げほん》）と分けています。上薬は「君《くん》となす、命を養うを主《つかさど》り、天に応じ、毒無く、多服久服して人を傷つけず、身を軽くし、気を益し、老いず年を延ばす」の作用があるものです。要するに長い間服用しても、害が無くて、健康になり、長生きするものです。蜂蜜はこの上薬に入っています。

蜂蜜はカルシウム、ビタミン等を豊富に含む理想的な食品

花の蜜は二〇パーセントの砂糖液です。これを蜂が八〇パーセントに濃縮し、人間が体内で分解するべきものを蜂が分解してくれているのです。蜜蜂は花蜜を一度体内に吸い込み、転化してから巣に蓄えます。蜂蜜にはブドウ糖、果糖、庶糖、糊精《ごせい》（デキストリン）、蛋白質、ミネラル、有機酸、酵素、蝋《ろう》物質（プロポリス）、ビタミンB_1、ビタミンB_2、ニコチン酸、パントテン酸、ビオチン、葉酸、アセチールコリン、ビタミンB_6、C、Kなどを含んでいます。

砂糖は体内で分解しないと利用できませんが、分解の際にカルシウムとビタミンが必要です。そのために、砂糖は別名カルシウム泥棒と呼ばれています。蜂蜜なら蜂が分解してくれていますから、カルシウムやビタミンを消費することはありません。しかも蜂蜜にはどちらも含まれているのですから、これらの補給もできる理想的な食べ物なのです。

その上、蜂蜜はカルシウムの吸収をたかめてくれます。体内での吸収沈着率がよくなるので、排泄器官である腎臓や胆嚢に余分なカルシウムが行かず、胆石や尿路結石を作らなくなります。カルシウムが骨によく沈着するため骨粗鬆症にはならなくなります。虫歯の予防にもなるのです。

また、ビオチンやパントテン酸などの微量のビタミンが、腸内のビフィズス菌を増やすので、悪玉のウエルシュ菌等は減り、その結果として健康で長生きできるのです。

蜂蜜は、試験官の中では赤痢菌を殺したり、蛔虫《かいちゅう》を殺したりする働きはありません。ところが、腸内では殺すことができるのです。これは、ビフィズス菌、乳酸菌が蜂蜜の栄養によってどんどん腸内で繁殖し、その結果として乳酸酸性症になります。そうなると赤痢菌や蛔虫が繁殖するための栄養を、ビフィズス菌や乳酸菌に取られてしまい、赤痢菌や蛔虫は生きていけなくなってしまうのです。

必須アミノ酸も各種含まれており、ごまと合わせると、全種類の必須アミノ酸を摂ることができます。このような食品は、他にはあまりありません。必須アミノ酸以外にも蛋白質、ビタミンなど肝臓に必要な栄養が全て含まれているのです。肝臓や胆嚢を強化し、目もよく見えるようになります。

不妊症にお勧めしたいゴマハニー

ねりごまと蜂蜜を混ぜたごまハニーをいつも食べていると、老化を遅らせ、いつまでも元気で若々しい身体でいることができます。ごまハニーは、クリーム状のねりごま六〜七に、蜂蜜四〜三の割合で混ぜて作ります。好みの甘さに合わせるよう蜂蜜の量を加減して下さい。これを一日に大さじ一〜二杯食べます。

ハネームーンというのは、新婚夫婦が蜂蜜で作ったお酒を一ヵ月間飲むことが語源になっています。強精剤である蜂蜜で、新婚生活を楽しく過ごすための智恵なのです。疲れを残さない素晴らしい強壮剤です。

蜂蜜には不妊を治したり、お乳の出をよくしたりする働きがあります。不妊症ではこのゴマハニーを一日に大さじ一～二杯を毎日食べます。食べ続けると妊娠することができ、また出産すれば母乳もよく出るようになります。

約千年前に、中国の宋代に出版された漢方薬の効果が書かれている『経《けい》史《し》証《しょう》類《るい》大《だい》観《かん》本《ほん》草《ぞう》書《しょ》』という書物に、「静神丸《せいしんがん》」というものが載っています。これは蜂蜜の水分を蒸発させアメ状にして、ねりごまと混ぜて丸薬にしたものです。すなわちごまハニーと同じものなのです。忍者は静神丸のようなものを食べているからこそ、あれだけの超人的な動きが出来るのです。

現在、私たちのグループではごまハニーにハトムギ、海塩、スパイス、牡蛎《ぼれい》を混ぜた現代式静神丸を推奨しています。これは五味のバランスがとれ、水を抜く作用もあります（「レシピ集」一二一頁参照）。

諸病を癒す蜂蜜

蜂蜜は諸病を癒すと言われ、古典にはいろいろな病気に使われたことが記載されています。伝染性疾患、呼吸器疾患、循環器疾患、消化器疾患、腸内寄生虫の駆除、代謝性疾患、血液疾患、神経疾患、神経系疾患、小児科疾患、外科疾患、眼科疾患、耳鼻咽喉科疾患、産婦人科疾患、皮膚疾患、歯科疾患、栄養保健と幅広く応用されています。

また、漢方薬の丸薬は蜂蜜でねり上げて、副作用を抑えたり効果をたかめたりしています。

口内炎で食べ物がしみて困る時には、蜂蜜をぬればよくなります。胃潰瘍も蜂蜜で治ります。コーヒーに砂糖を入れて飲むと、胃液の分泌を止め胃潰瘍の原因になりますが、砂糖の代わりに蜂蜜を入れると胃炎や胃潰瘍が治ります。これは蜂蜜が排便と排尿を促進し、粘膜の強化をして炎症を抑えるためです。

蜂蜜には造血作用もあり、ヘモグロビンの形成に必要な鉄、銅などのミネラルや抗貧血ビタミンの葉酸をはじめ、ビタミンB_6、ニコチン酸、パントテン酸、ビオチンなどの増血因子がまんべんなく含まれていることが確認されています。

最近の日本人は、青野菜の摂取量が昔に比べて少なくなっています。青野菜の葉緑素にはマグネシウムが含まれていますので、マグネシウムの摂取量が減少してきているのです。さらに、精製化学塩を摂るようになっているため、ニガリに含まれるマグネシウムが不足します。蜂蜜はマグネシウムの利用率をたかめ、便秘を解消します。循環器にもよい効果があります。

砂糖を蜂蜜に代えて健康な身体を取り戻そう

砂糖は排尿を減らしてむくみを起こします。昔は酸味があった果物も今は甘くなってしまっています。そのため、果物の水分は排泄されにくくなってしまっています。その結果として腎臓に負担をかけます。その上に、化学塩にはニガリが含まれていないので、水分の排泄を妨げます。ダブルパンチで腎臓に負担をかけ、余分な水分は体表や呼吸器から排泄しなければならなくなります。それによって鼻炎、鼻づまり、せき、喘息、皮膚炎などが多発するようになってきました。蜂蜜は排尿を妨げませんので、砂糖を蜂蜜に代え、自然塩を必要十分量摂れば、排尿と排便が増えてこれらの病気になりません。

漢方の五味で砂糖は甘《かん》です。甘は鹹《かん》（塩からい）の腎臓に対して害を与えます。そのため昔の人は、砂糖の隠し味として塩を加えて、腎臓を保護していました。蜂蜜は五味全ての成分をもっているため、腎臓には負担をかけないのです。糖尿病で砂糖を摂れば悪化します。蜂蜜ならかえって血糖値が下がります。

癌治療にもプロポリスやローヤルゼリーの蜂蜜効果

近年、癌の治療などに使われているプロポリスは、密蜂が巣箱の入口や巣の木枠の上部などに塗りつけたものであり、これによって外部から侵入する細菌などを防いでいます。巣にも少しついています。ローヤルゼリーも巣の中に少し付着しています。

巣が蜜で一杯になると、蜂はその上に蓋をします。これにより最初は二五パーセントくらいあった水分を一七パーセントくらいに濃縮させます。その後、巣蜜蓋を削り取ってから遠心分離します。本来はこのようにして蜂蜜をとります。

現在この方法を使っているのは、アルゼンチン、メキシコ、カナダ、オーストラリア、ニュージーランド、欧州などです。日本、中国、アジアなどでは巣蜜蓋をする前に、遠心分離してしまいます。このほうが効率よく大量に採れるためでしょうが、濃度が薄いままの状態です。これを加熱などの方法で濃縮します。その際にプロポリスやローヤルゼリーは変質しますし、蜂蜜自体も何らかの影響を受けます。

一般の店では入手しにくいものですが、巣蜜があります。これは巣蜜蓋をした状態の巣のまま売っているもので、蜂蜜が濃縮されていますし、蜂の巣と蜂蜜を一緒に食べ、よく噛んでからかすを出せば、巣に付着したプロポリスを摂ることができます。

乳児に与えるときの注意

蜂蜜は人工栄養児の発育を、母乳に劣らないくらいよくします。母乳と同じくらいの免疫力も得られます。腸内で母乳栄養児と同じくらい、ビフィズス菌が増加するのが原因です。

これほど素晴らしい蜂蜜を、厚生省は一歳以下の乳児には禁止しています。理由は、今までにボツリヌスになった乳児が十人くらいいるからです。それも本当に蜂蜜が原因だったか追及はしていません。蜂蜜には強力な殺菌作用があるのですから、ボツリヌス菌は死んでしまいます。ただ芽胞が残っていれば、大腸管内で発育することがあります。これは母乳で育てている乳児のほうが、芽胞《がほう》に対して免疫力ができていないため起こしやすいのです。

母乳栄養児には蜂蜜は必要ありません。人工栄養児でも、八ヵ月以下はやめておいた方が無難です。安全性をみて厚生省が、一歳以下はやめるように通告したのです。一歳を過ぎれば母乳・人工栄養児とも与えてかまいません。

良質の蜂蜜を適量使用する

混ぜ物をしてある蜂蜜には注意しましょう。水飴や人工転化糖を混ぜてある場合があります。また栗やソバなど非常にくせのある蜂蜜では、脱臭脱色してある場合があります。そうするとビタミンやミネラルなどが精製過程で失われてしまいます。購入の際にはよく注意しましょう。

日本人の悪いくせで、何かがよいと言われると、それだけを食べる人が非常に多いようです。これほどよい蜂蜜でも、食べすぎるとかえって毒になってしまいます。全てのものに言えるのは「過ぎたるは及ばざるがごとし」です。ほどよい量を使いましょう。

第四章

不妊を征服し健康な赤ちゃんが生まれるコツ

本来なら、全ての人に子供が生まれる能力は備わっているはずです。文明の進化とともに、その能力が低下することはお分かりになられたでしょう。人類が滅亡しないためにも、優秀な子孫が残せるようにしないといけません。

身体を温めて健康になることが最も大切

昔、冷蔵庫やクーラーがない時代には、熱いものを食べる習慣がありました。また、お腹を冷やさないように、腹巻きやカイロを使っていました。子供には金太郎さんの腹当《はらあて》（はらかけ）をさせていました。身体、特にお腹を冷やすと体調が悪くなることを経験から知っていたのです。

ところが、冷蔵庫やクーラーが普及してくるとともに、冷たいものを食べるのが普通になってしまいました。腹巻きや腹当も忘れられてきています。カイロにいたっては「お腹に当てると腸が腐るから背中に当てるものだ」との考えの人が大多数になってしまったのです。昔の桐灰カイロや白金カイロは懐に入れていました。それだから「懐炉《かいろ》」と呼んだのです。「カイロ」とかたかなで書かれるようになって、本来の使い方が忘れ去られてしまいました。

お腹を冷やすということは、胃腸や肝臓、腎臓、膵臓など内臓を冷やし機能低下を起こします。子宮や卵巣も冷えますから、機能低下で不妊になって当然です。しかもクーラーは床の部分が一番冷えています。クーラーのなかで素足だと、冬の気温のなかで素足になっているのと同じです。足から心臓に帰る血液が冷えて、子宮や卵巣をはじめ他の内臓も冷やしてしまいます。

身体を元気にするためには、ともかく温めることです。人間の身体の機能が最高に発揮できるように、三六・六度の体温が保てるようにすることです。

そのような理由からも、飲食物は常に熱いものを食べるようにしましょう。生野菜や果物は身体を冷やすので、摂ってはいけません。野菜は煮れば、活性酸素をやっつけるSODの作用が強化されます。葉野菜なら煮れば量も減り、たくさん食べることができます。消化がよくなる上に、繊維もたくさん摂ることができて、一挙両得以上の効果があります。

身体を温めるには熱量が必要

電子レンジは、細胞を破壊して活性酸素が発生するため有害であるばかりでなく、温める効果もうんと悪いものです。土鍋とアルミ鍋を比べると分かるように、同じ一〇〇度に熱しても、土鍋はいつまでも熱い状態が保てますが、アルミ鍋はすぐに冷めてしまいます。クッキングホイルで鍋を作って熱しても、瞬間的に冷めてしまいます。電子レンジで温めると、このクッキングホイルの鍋のように熱量が非常に少なく、すぐに冷めてしまいます。

これでは身体を温めることはできません。身体を温めるためには、土鍋のような熱量が必要です。冷めたものは、鍋か蒸し器で温める必要があります。

身体にやさしい漢方薬

漢方薬は約二千年前に中国で完成した薬です。いろいろな植物の根や皮、葉、花などを主として、ある種の動物や鉱物も使用して、たくさんの薬が作られています。

西洋医学では病名によって薬を処方しますが、漢方薬の場合は証《しょう》といわれるいろいろな症状や体質、さらには季節や湿度なども考えて処方するのは先にも述べたとおりです。洋服で言えばオーダーメードです。最近は漢方薬もエキス剤が便利なのでよく使われていますが、これはイージーオーダーです。

漢方薬の場合は、証が同じなら病名は異なっていても、薬は同じものが処方されます。逆に証が異なる場合には、同じ病名でも異なった薬が処方されるのです。漢方薬はたくさんの薬を調合してあります。それによってお互いの作用を強くしたり、副作用を抑えたりしているのです。

最近、再び新聞で小柴胡湯《しょうさいことう》の副作用で死亡した記事が載っていましたが、この患者さんの状態をみて見ますと、明らかに証がちがう人に投与しています。西洋医学的な病名診断だけで、漢方の証を無視して漢方薬を投与すると、このような副作用が現れます。西洋薬でいえば肺炎に胃腸薬を与えるように、全く間違っているのです。証さえあっていれば副作用はないものです。

証があっていれば、身体に非常にやさしいのが漢方薬です。薬効について、西洋医学では二十日ねずみなどの動物を使って、効き具合を調べていています。動物と人間では、効き具合が違っていてあたりまえです。また、西洋薬は効き目が非常にシャープなかわりに、副作用も起こります。諸刃《もろは》の刃《やいば》なのです。

完成度の高い漢方薬

漢方の場合は、約二千年前までに、非常に多くの人体実験が行われているのです。それによって完成したものです。たとえば、マスコミで報道されたことがある事件で有名になった、そのまま使えば死んでしまうトリカブトの根でも、蒸し焼きにして毒性を安全なところまで減らしたものを炮附子《ほうぶし》として使用します。その上に、甘草《かんぞう》と生姜《しょうきょう》を一緒に処方して、いっそう副作用を減らすのです。おそらく最初は多くの人が亡くなったので、それを防ぐいろいろな方法を考え、このようなやり方を見つけ出したのだと思います。昔の人の素晴らしい智恵なのです。

漢方薬といえば慢性の病気だけに使うように思われています。ところが漢方の最初の教科書である『傷《しょう》寒論《かんろん》』は、今のチフスに似た急性の病気の治療法を書いた本なのです。非常にこまかく経過を追いながら、いろいろな病状の変化のたびに、それにあった証に対する処方が書かれています。これを慢性の病気に応用しているのです。

このようにもともとが急性の病気の治療法なのですから、もちろん急性の病気にも対応できます。また、『傷寒論』と一対になっている『金匱要略《きんきようりやく》』には、落馬の時の緊急処方などが載っています。落馬の処方を打撲の時に服用すれば、皮下出血がすぐに吸収され、非常に早く治ります。ほかにも外科や婦人科など疾患の処方が、いろいろ記載されています。ここでも昔の人の智恵に感心します。

生活習慣病や老人病には漢方薬が非常に有用です。二十一世紀には、ますます漢方薬の有効性が認められてくるでしょう。

漢方薬は身体を正常化する

漢方薬は人間と自然とのバランス、人間そのもののバランスを考えています。バランスがとれれば全てが正常化し、健康な身体になるのです。健康な身体なら、全ての機能が正常です。免疫力も正常です。もちろん妊娠する働きも正常です。最近、免疫異常によって不妊も起こることが分かってきていますが、漢方薬ならこれにも対応ができます。

月経不順や冷え症、不妊症の原因には、気血水《きけつすい》がかかわっています。

瘀血《おけつ》には、芎帰調血飲第一加減《きゅうきちょうけついんだいいちかげん》が第一選択です。これは温薬《おんやく》が多く含まれています。ほかに四物湯《しもつとう》、桂枝茯苓丸《けいしぶくりょうがん》、桃核承気湯《とうかくじょうきとう》、通導散《つうどうさん》、大黄牡丹皮湯《だいおうぼたんぴとう》、折衝飲《せっしょういん》、大黄䗪虫丸《だいおうじゃちゅうがん》、抵当丸《ていとうがん》、土瓜根丸《どかこんがん》などを使います。

気鬱《きうつ》には、香蘇散《こうそさん》、加味逍遥散《かみしょうようさん》、桂枝加竜骨牡蠣湯《けいしかりゅうこつぼれいとう》、柴胡加竜骨牡蠣湯《さいこかりゅうこつぼれいとう》などを使います。

水滞《すいたい》には、五苓散《ごれいさん》、苓桂朮甘湯《りょうけいじゅつかんとう》、苓姜朮甘湯《りょうきょうじゅつかんとう》、二陳湯《にちんとう》、防已黄耆湯《ぼういおうぎとう》などを使います。

冷え症には、当帰芍薬散《とうきしゃくやくさん》、温経湯《うんけいとう》、当帰四逆加呉茱萸生姜湯《とうきしぎゃくかごしゅゆしょうきょうとう》、五積散《ごしゃくさん》、人参湯《にんじんとう》、桂枝人参湯《けいしにんじんとう》、附子《ぶし》理中湯《りちゅうとう》などを使います。

肥満には、防風通聖散《ぼうふうつうしょうさん》、防已黄耆湯《ぼういおうぎとう》、大柴胡湯《だいさいことう》などを使います。

羸痩《るいそう》（痩せ）には、四君子湯《しくんしとう》、六君子湯《りっくんしとう》、補中益気湯《ほちゅうえっきとう》、十全大補湯《じゅうぜんだいほとう》、六味地黄丸《ろくみじおうがん》などを使います。

男性の場合はよく補中益気湯《ほちゅうえっきとう》、八味地黄丸《はちみじおうがん》が使われます。瘀血があれば瘀血をとる漢方薬も使います。これらは現在、我が国でよく使われる処方です。これ以外に中国で使われている処方で、非常によく効くものがあります。

玉川学園岡田医院の岡田研吉先生が勧めていられる処方も非常に効果的です。

①無排卵　補腎調沖排卵湯《ほじんちょうちゅうはいらんとう》

②卵管癒着　化瘀通塞湯《かおつうそくとう》

③高温相不全　二仙湯《にせんとう》

④気鬱の不妊症　枳実芍薬紅花湯加鬱金川楝子《きじつしゃくやくこうかとうかうこんせんれんし》

⑤むくみがちな人の不妊症　黄耆桂枝五物湯《おうぎけいしごもつとう》

⑥子宮筋腫・月経痛　当帰丸《とうきがん》

但し中国の当帰が日本では入手出来ないので、代わりに婦宝当帰膠《ふほうとうきこう》（当帰養血膠《とうきようけつこう》）を使用する。

⑦月経周期に合わせた漢方薬を使うのも効果的です。

月経一日目から十日目　三七紅藤一号方《さんしちこうとういちごうほう》

月経十一日目から二十日　三七紅藤二号方

月経二十一日目から月経終了まで　三七紅藤三号方

このような方法もあります。試してみるとよいのですが、このような特殊な処方は普通の漢方治療を行っているところでは薬を置いていないでしょう。

妊娠するためのコツ

今まで述べてきたことでお分かりと思いますが、一応まとめておきます。

①基本的に和食にします。身土不二に従うのがよいのです。パン食は止めて、朝は御飯と味噌汁、ぬかみそ漬けやたくあんなどの古漬けを主に摂ります。主食は少なくても五割以上は摂りましょう。満腹になるまで食べずに腹八分にしますが、なかなか妊娠しないときは腹六分にしておきましょう。食べすぎると、活性酸素が増えるためにいろいろな病気を起こし、短命になるのです。活性酸素により不妊にだってなり得ます。

②食品添加物には気をつけましょう。特に甘味料のステビアは、不妊の原因になる疑いがあります。かなりいろいろなものに使われていますので、表示によく注意しましょう。

③塩は必ず自然海塩を使いましょう。味噌、醤油も塩化ナトリウムが使われているものは避けて、海塩を使った天然醸造のものにしましょう。塩化ナトリウムは不妊の原因になります。白砂糖、果物、水分の過剰は避けることです。

④水は必ず浄水器を通して使います。水分はできるだけ控えましょう。身体のなかに水がたまると、よく冷えるようになります。冷たいままの水は、たとえ服薬の時でもやめておきましょう。はとむぎのお茶で服用するのがよいでしょう。

⑤蛍光燈、テレビなど電磁波が発生しているものからは、なるべく遠ざかります。

⑥衣類は化繊のものは避けて下さい。特に下着は木綿にします。

⑦ゴマハニーを毎日大さじ一～二杯は摂ります。肥えている人は食事の三十分前に摂り、肥えたい人は

食後に摂ります。

基本的にはこれだけでかなり改善されます。しかしそれ以上に冷えている人は、他にもいろいろなことをする必要があります。

冷えがわずかな人の養生

最も軽度の場合として、男性は全く正常で、女性の基礎体温が一応二相性になっており排卵がある場合には、まず体温を上げるため身体を温めるようにします。

生ものや冷たいものを避けて、全て熱いものを食べるようにします。甘みは砂糖ではなく蜂蜜を使います。れんげとかみかんの蜂蜜で味をつけると、それらの味がします。アカシア蜂蜜を使えば特有の味はありませんのでおいしい料理ができます。化学調味料は使ってはいけません。昆布だしを主として使います。

果物はりんご、それも出来るだけ国光などの酸っぱい品種で、完熟のものだけにしておきます。いちごはハウスものでなければ少しくらいよいでしょう。みかんは、できればクッキングホイルで包んで焼いてから食べて下さい。どんなものでも二〜三日に一個以内にし、毎日は食べないようにします。桃や柿は完熟のものを一週間に一個くらいにしておきます。果物を食べる時には、必ず海塩を少量ふりかけて食べて下さい。これによって果物の冷やす性質が弱まりますし、味もいっそう甘くなります。ぜんざいなどの隠し味と同じ原理です。

半身浴で芯から身体を温めます。ぬるいお湯にゆっくりつかりましょう。その上で前述の足指シャワーをします。そして、靴下をはいて寝ます。まず五本指の綿の靴下をはき、その後、絹と綿を交互に重ねてはくとよいでしょう。寒さと冷えの具合によって枚数を加減します。

電気毛布、電気こたつ、電気あんかなどの電気製品の使用は避けて、湯たんぽなどを使います。できるだけ腹巻きとカイロをしておきます。特に冷房のある場所では、お腹にカイロを入れ、足の裏にもカイロを貼ります。冷房中の床は冬よりも冷えているので、むしろ夏のほうが靴下用カイロを必要とします。夏にパンストしか許されない職場では、必ず絹のパンストを使用します。ソックスが許されるのなら必ずはき、できれば重ねばきします。パンツルックでもよいのなら、下着も厚手で長いものを着ておきます。

漢方薬も服用します。その他に疾患を合併している場合は、その治療も行います。

二十年くらい前までは、これほどのことをしなくても単に温めるだけでほとんどの人が妊娠しました。現在ではだんだんと妊娠しにくくなってきています。

冷えがもっとひどい人の場合

以上の方法を全て行っても、なかなか体温が上がらない人が多くなってきています。この場合は、果物は全てやめ、野菜でも原産地が南の暑い国のもの、旬が夏のものは身体を冷やすのでやめておきます。昔から「秋なすは嫁に食わすな」といわれているように、なすは身体を冷やして不妊になります。ほかにキュウリ、トマト、レタス、カリフラワー、じゃがいも、もやし、みょうが、唐辛子、わさび、こしょう、唐子、カレー、コーラ、ジュース、豆乳、酒類はやめましょう。

非常に冷えている人の養生

ひどいと体温が三五度台の人がいます。ここまで冷えているとかなり厳重に温めなければなりません。

海塩、天然味噌、天然醤油を使って、かなり濃い味つけにします。最初の一月間くらいは、ごぼうとにんじんをごま油を使ってきんぴらにします。ひじきとうす揚げの煮物を作ります。油は全てごま油を使用します。味噌汁にはわかめとたまねぎの具を入れます。

白米はやや冷やすので、三～五分づきの米、できれば玄米にします。

実際には、朝は御飯と味噌汁、ぬかみそ漬けやたくあんなどの古漬け、昼は御飯にひじきの煮物とぬかみそ漬け、夜は御飯にきんぴらごぼうとぬかみそ漬けにして腹八分以下を守ります。できれば腹六分にすると早くよくなります。

三～七日間くらい、有精卵に卵のから半分の量の天然醤油を加えて（これを卵醤《らんしょう》といいます）飲みます。

食事は一ヵ月を過ぎると、食べるものの種類をだんだんと増やしていきます。今までの注意を参考にして、あまり冷えないものを選んで下さい。南国が原産のものと、夏に収穫するものは避けます。全ての飲み物や食べ物は、熱いままのものを吹いてさましながら食べます。夏でも鍋物がベストです。飲み物や汁物も同じように、熱いものを吹いてさましながら食べます。

果物と生野菜は完全にやめておきます。

半身浴で身体を温めるだけでなく、腰湯で重点的に骨盤の部分を温めます。さらに足指シャワーも必ず行います。

その他の身体の温め方は、冷えがわずかの人の場合と同じです。

男性の精子に異常が認められる場合

食べ物は和食にし、腹八分を守ります。身土不二に従った物を食べます。動物性蛋白と脂肪は、できるだけ摂らないようにしましょう。

睾丸の皮膚は非常にしわがたくさんあります。これは表面積を大きくして放熱効果をよくするためです。このしわは、自動車のラジエーターに相当します。睾丸は温めると精子を作る能力が低下します。男性ホルモンも減少します。健康な精子を作るためには外部にぶら下がり、しかも表面積を広くして放熱効果をよくする必要があるのです。昔の男性は着物にふんどしでした。非常に風とおしがよく、睾丸もよく冷えていました。そのため男性ホルモンは十分に分泌されていました。武士に勇気があったのもこのためです。

前立腺肥大にはしょうが湿布を

肉や魚をたくさん食べると前立腺肥大症になり、造精機能が低下します。前立腺肥大症はごく軽度のものでも精子に悪影響があります。肉や魚をやめて、前立腺の部分（会陰部《えいんぶ》と恥骨部《ちこつぶ》）に外部からしょうが湿《しっ》布《ぷ》をしておきます。

しょうが湿布は、鍋に水二リットルくらいを入れ、沸騰しないくらいの温度（七〇～八〇度）に保っておきます。そこへすりおろしたしょうがを木綿の袋に入れ、口を閉めてひたし、振ったりしぼったりして汁を出します。厚手のタオルを縦に四つに折り、両端を持って真ん中を鍋のしょうが湯につけ、ねじって軽くしぼります。それをたたんで患部に当てます。あまり熱い場合は少しさますか、別のタオルを一枚敷いて、その上にのせます。保温のためにその上にバスタオルをかけておきます。湿布の温度が下がってきたら、もう一枚のタオルを同様にして前のタオルと取り替えます。これを七～八回繰り返し、十五～二十分間行うと血行がよくなります。打ち身、捻挫、神経痛などにも効きます。

漢方薬も服用します。特に精索静脈瘤では瘀血《おけつ》をとる薬が必要です。

鍼灸治療も効果的

鍼《はり》や灸も身体の機能を正常化してくれます。不妊症、習慣性流産に効果があり、また冷え症を治すことによっても妊娠することが出来るようになります。専門の鍼灸師にしてもらうのもよいのですが、自分でも出来るのが中国式温灸です。これは、もぐさを直径二センチ、長さ二十センチくらいにかたく巻いて棒のようにしてあります。皮膚との間隔を一定に保つために、木製の鐘のような型になっている固定器具を使いツボを温めます。

温めるツボは、下腹部にある大巨《だいこ》、関元《かんげん》、気海《きかい》です。

冷え症があれば背中の腰部にある腎兪《じんゆ》、志室《ししつ》、三焦兪《さんしょうゆ》、八髎穴《はちりょうけつ》（上髎《じょうりょう》、次髎《じりょう》、中髎《ちゅうりょう》、下髎《げりょう》）胞肓《ほうこう》、下肢の三陰交《さんいんこう》、復溜《ふくりゅう》、血海《けっかい》、箕門《きもん》を適当に選んで温めます。三陰交は流産させるために針をすることがありますす。温め過ぎなければ問題はないと思いますが、念のため三陰交だけは基礎体温をみながら低温相の間だけ温めて下さい。ついでながら骨盤位《こつばんい》（さかご）を治すのに三陰交を使います。

胃腸が弱い人は腹部の中脘《ちゅうかん》、気海《きかい》、背中の胃兪《いゆ》、関元兪《かんげんゆ》、小腸兪《しょうちょうゆ》、手の内関《ないかん》、有名な足三里《あしさんり》を温めます。

背中は自分ではできませんので、ご主人や奥さんにしてもらうとよいでしょう。

男性の前立腺肥大症には承扶《しょうふ》、殷門《いんもん》、胞肓《ほうこう》、秩辺《ちっぺん》の四ヵ所のうちで、押さえて痛いものを三ヵ所選びお灸をします。前立腺肥大がなくてもここにお灸をするとよいでしょう。

【温灸のツボ】

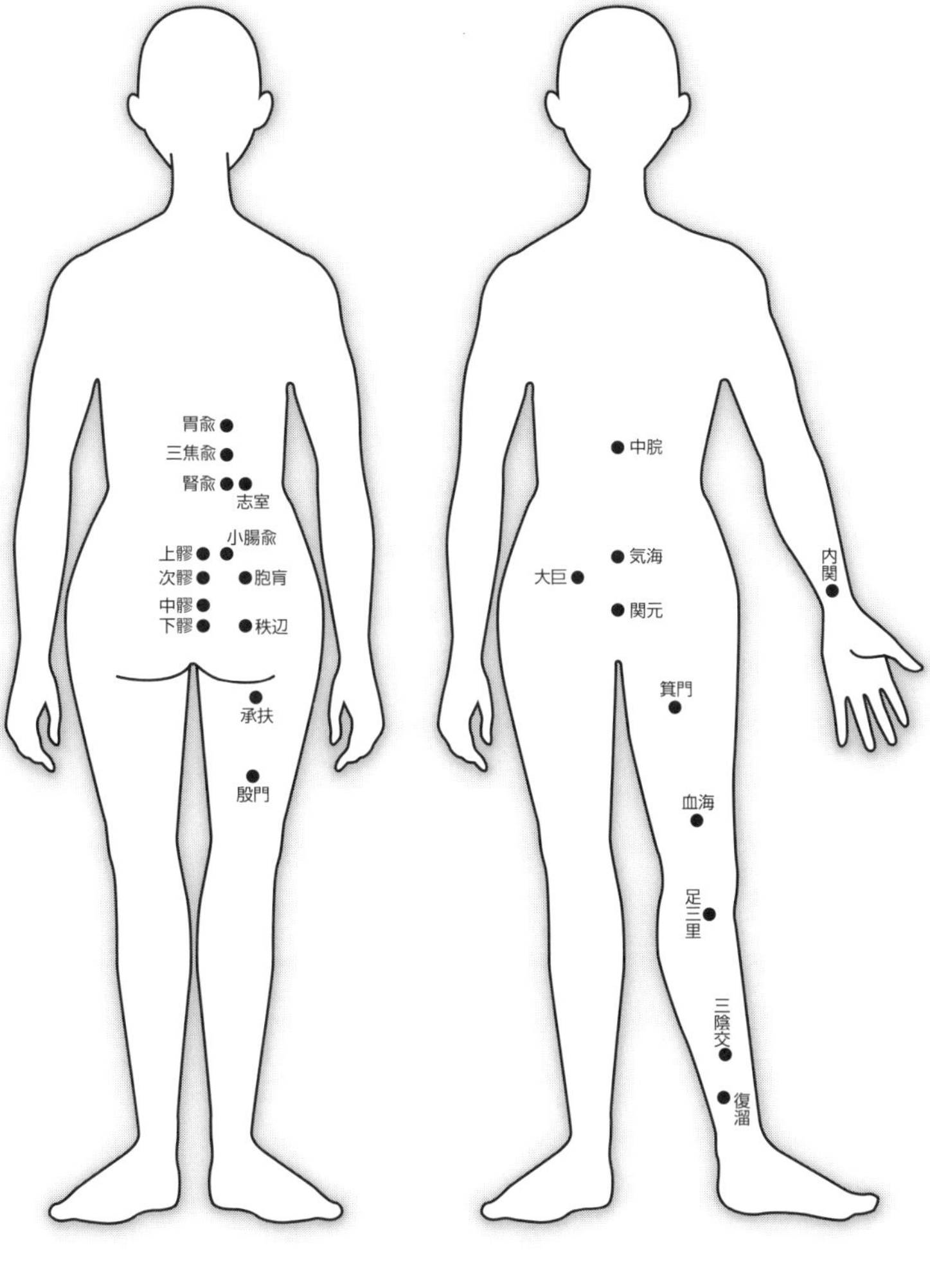
胃兪
三焦兪
腎兪
志室
小腸兪
上髎
次髎
胞肓
中髎
下髎
秩辺
承扶
殷門
中脘
気海
大巨
関元
内関
箕門
血海
足三里
三陰交
復溜

ホルモン療法は廃用性萎縮を起こす

不妊の薬物治療では、数度程度のホルモン剤投与なら刺激を与えるという意味ではよいのですが、長期の使用は避けましょう。延々と二〜三年間にわたって、休む間もなくホルモン療法を続けている人が時々います。

外部からホルモン剤を入れると、本来のホルモンを出す卵巣や脳下垂体などが休んでいてもよいので、だんだん働かなくなってきます。一番よく知られているのが副腎皮質ホルモンで、これを服用していると副腎が働かなくてもよいため、廃用性萎縮《はいようせいいしゅく》を起こしてしまいます。使わない部分の機能が低下してしまうことを廃用性萎縮といいます。歩かないと足が衰えて歩けなくなるのも同じです。

不妊のホルモン治療でも長く続けると、卵巣やその他のホルモン分泌器官の廃用性萎縮を起こし、いざという場合に役に立たなくなってしまいます。

第五章
精神身体ともに健康な赤ちゃんを産むために

妊娠すればその時点から子育てが始まっているのです。東洋では昔から胎教が重視されるのもそのためです。胎教は母親の心理状態をよくして、胎児によい影響を与えるための方法です。

妊娠中の母親の態度や行いが非常に大切です。胎児は全て母親から影響を受けて育っています。母親がいつもイライラしていると、イライラした子供に育ちます。母親が精神的にきちんとした生活をしていれば、きちんとした子供になります。母親になるということは、生まれてくる子供の全てを決めてしまうのですから、非常に責任が重いのです。

妊婦の心得

胎教について

妊娠すれば二百八十日の間に、精子と卵子が合体して受精した一個の細胞が、約三十億倍に成長するのです。これは人類が三十二億年間かかって進歩したうちの、海のなかでの二十八億年間の進化を、子宮のなかの羊水という海水と同じ成分のなかにおいて、二百八十日間で再現しているのです。一日が一千万年に相当するのです。この期間にその人の主要な特徴や性格、容姿が決定されるのですから、母体内で受ける影響が非常に大切なのです。

これだけ早い進化のなかで少しでも悪い影響があれば、胎児はそれをもろに受けてしまいます。だからこそ妊娠中は精神を安定させ、栄養学的に正しいといわれている食事ではなく、宇宙の原理による生物学的、人類学的に正しい食事をしなければなりません。

読書は恋愛、ミステリー、暴力、殺人、不道徳、また他人のことをとやかく書いてあるようなものは避けて、聖人、偉人などの本を読むようにします。現在のテレビはよい番組が少ないので、細心の注意で番組を選ばなければなりません。音楽もロックや激しいリズムのものでなく、バロック音楽などの静かなものを聞きます。

妊娠中の食べ物は胎児に影響を与える

胎教だけでなく母親の食べ物も大切です。細胞分裂が非常に活発な時期に悪い食べ物を摂ると、普通の何万倍も影響を与えます。特に添加物には気をつけましょう。妊娠するとまわりの人は栄養を摂るようにいろいろ言いますが、戦時中の食べるものがほとんどない時代でも、元気な赤ん坊が生まれていました。

この時代に生まれた子供は非常に丈夫です。

婦人科では、出産までの体重増加を一〇キロ以内にするように指導します。ヨガでは六キロまでとしています。六キロにおさえた場合は非常に安産ですし、赤ちゃんも元気です。

妊娠中に栄養を摂りすぎたり、食べすぎたりすると、生まれた時から生活習慣病予備軍になり、若年性糖尿や、小学生での高脂血症をはじめいろいろな病気の問屋になってしまいます。粗食がよいのです。絶対に西洋食を食べないで下さい。そうすれば、福耳の素晴らしい子供に恵まれます。

妊娠中の食べ物は心をこめて選ぼう

妊娠中にどんなものを食べるかによって、生まれる子供に大きな影響を与えます。最近はやりの副食を多く摂る食事はやめ、主食である穀類を半分以上は食べるようにしましょう。砂糖、菓子、果物、アイスクリーム、サイダー、肉類（豚肉、牛肉、鳥肉など）、パン、牛乳および乳製品などはできるだけひかえましょう。健脳食である魚でも、白身を二～三日に一度くらいにしておき、味噌汁などの大豆製品は毎日摂ります。

遺伝性の病気や、奇形にも食べ物が関係していると考えられます。特に最近は食品添加物や農薬、化学肥料、大気汚染など環境が非常に悪化しています。これだけ悪い環境だと、今まで無害と思われていたものでも、環境からの悪いものが体内に入りこんだ状態では、総合作用で有害になる場合もあり得るはずです。例えば砂糖の摂りすぎ、果物の食べすぎ、乳製品なども、よい環境ならそれほど害がなくても、悪い環境では相加作用、相乗作用を起こして病気になったり、奇形を発生させたりする可能性は否定できません。

環境の改善ができる場合には行い、その上で日本人が昔から食べ慣れた旬の食べ物を摂るようにするのが安全です。

日本生活協同組合の『食品添加物の手引』では、天然添加物の安全評価の方法として「食経験の有・無」を導入しています。

最も安全なグループは「明らかに七百五十年以上の食経験があり、安全性に問題がないもの」です。これは無条件に安全としています。「二百年以上の食経験はあるが、七百五十年以上あるかどうか不明なもの」および「七百五十年以上の食経験はあるが、添加物としたことにより過剰毒性などの毒性があらわれる可能性があるもの」は評価を行う必要があるとしています。つまり添加物にはしていないもので、しかも七百五十年以上の食経験があれば安心であり、それ以外はいろいろな実験などの評価を行って、安全かどうかを見極める必要があるのです。

これは身土不二《しんどふじ》の考え方と似ています。食べ慣れていないものは病気になるから気をつけるようにというのが身土不二の考えであって、これが現在の食品添加物にも適応されているのです。

このような理由で、昔から食べ慣れていないものを食べるということは、危険性があることを覚悟する必要があります。種なし果物、クローン動物、遺伝子組み換えなど出来たばかりのものは全く食経験がないので、危険極まりないものなのです。

また、添加物ではかなり多くのものがこれに該当します。農薬、化学肥料、殺虫剤、消毒薬などは毒物ですので、絶対に体内に入れてはいけないものになります。

うまく妊娠した後にも、漢方薬を続けるようにしましょう。昔から妊娠経過をよくするための漢方薬があります。これを服用していると妊娠中毒症などの予防にもなります。

母子ともに効果のある漢方薬

つわりによく効く漢方薬もあります。現在の西洋医学では、つわりの薬で奇形児が生まれることをおそれて治療をしてくれません。苦しい状況を我慢するのは大変なことです。胎児には悪影響はありません。場合によっては、人工妊娠中絶が必要な場合すらあります。

でも漢方薬なら安心です。胎児には悪影響はありません。母親の体質の悪い部分を治療しているのですから、むしろ丈夫な子供が生まれます。

産後の病気やアトピーが心配なとき

赤ちゃんが生まれるとすぐに、胎毒を早く出してしまうために飲ませる漢方薬もあります。アトピーの母親なら必ずこれを飲ませておくと、子供はアトピーにかからないか、かかっても非常に軽度です。母親が健康な場合でも飲ませておくことをお勧めします。

お産の後に、いろいろな病気になることがあります。これは産後の血の道と言われるもので、瘀血《おけつ》が原因です。たとえ喘息や精神病のように、ちょっと関係がないように思われる病気でも、瘀血が原因です。これらは西洋医学的治療をしてもよくなりません。瘀血をとる漢方薬を服用すれば簡単によくなります。

子育てについて

最近の子育ては子供の人権のことばかり重視しすぎて、精神的、肉体的に未成熟な段階から子供の意見を聞きます。食べ物なら子供の欲しいものを聞きます。子供は生まれて後に経験したことからしか、答えを出すことができません。非常に狭い範囲での答えになってしまいます。果たしてこれが正しいことでしょうか。判断のよりどころになる最低限の知識ができるまでは、親が子供にきちんとした指針を教えこまなくてはなりません。十歳くらいまではそれが必要です。

コンピュータでもデータをインプットしておかないと、正しい答えを出してくれません。今の世間ではこれをはきちがえて、データを入れないうちからコンピュータに答えを出させ、間違った答えにもかかわらず、意見を聞いたという行為だけから人権を重んじたと信じこんでいるのです。

ひと昔前、コンピュータが銀行で使われるようになった時に、通帳の金額が間違っているのを指摘すると、コンピュータを使っていますので間違いありませんと、全く受け合って貰えない時代がありました。しかしコンピュータに入力するのは人間です。入力ミスの結果はそのまま反映されます。親や教育現場での入力ミスの子供が増えてきていると思うのは私だけでしょうか。これらのような状態では、社会崩壊を起こしても仕方がないでしょう。

コンピュータにウイルスが入れば誤動作します。ウイルスにあたるものが食生活の誤りです。間違った食べ方と悪い食材のおかげで、世界全体が誤動作しているのが現状です。

食べ物で切れる子供ができるといわれますが、これは事実です。これまでの日本人が、世界でも最も知能指数（IQ Intelligence Quotient）がたかく、しかも情緒的にも落ち着いている（EQ Emotional Quotient が高い）

民族であったのは、和食を食べていたためです。

米は多糖類で脳の成長と働きをたかめます。魚のドコサヘキサエン酸（DHA）やエイコサペンタエン酸（EPA）も脳の働きをたかめます。特に大豆に含まれるレチシンには、知能をたかめ情緒を落ち着かせる作用があります。

味噌、納豆、豆腐、ゆば、きなこなど昔から食べられていたものがよいのです。しかし、食事の洋風化とともにこれらのよい食べ物が減り、肉類や乳製品が多く食べられるようになりました。それとともに切れる子が多くなってきています。肉食の動物は獰猛《どうもう》ですが、草食の動物はおとなしいものです。たとえ人間でもこれは同じです。

日本人にとって牛乳は百害あって一利なし

スウェーデン、デンマーク、ノルウエーのような酪農国では、昔から牛乳が飲まれています。これらの国の人達には牛乳を消化することができるラクターゼを持っています。これ以外の国の人達は、ラクターゼは離乳期までの乳児期に最高に多く、離乳期を過ぎたとたんに、澱粉の消化酵素であるアミラーゼなどが増え、ラクターゼはうんと減少してしまいます。お乳が消化できなくなり、澱粉質が消化できるように身体が変わっていくからこそ、離乳が必要なのです。

お乳の消化酵素であるラクターゼがほとんどない大人が牛乳を飲めば、悪い結果しか得られません。また、人間のお乳と牛乳を比べてみると、人間のお乳では蛋白質と炭水化物の比率がほぼ一対七になっており、これは人間の鼻先から体の後部までの厚さと身長の比率です。牛乳はこれが二対五になっています。

これも牛の鼻先からお尻までの厚さと地面から頭の頂上までの高さの比率です。

食べ物によって身体の発育が行われるので、人間のお乳で育てれば人間の比率になり、精神面でも繊細ですが、牛乳では牛の比率になる上に、骨も身体構造も牛に似た発育をします。精神面も鈍くて繊細さを欠くようになってしまいます。

また牛乳は異種蛋白ですので、アレルギーのもとになります。学校給食で牛乳を飲むようになり、だんだんとアレルギー性の病気が増えてきています。同時に骨折が増えてきています。

これは、牛乳を消化するラクターゼがないと、乳脂肪を消化するためにカルシウムが必要になります。牛乳自身のカルシウムだけはまだ足りなくて、骨からカルシウムを取っていきます。そのために、牛乳を飲めば骨粗鬆症になってしまいます。牛乳を飲む習慣のなかった戦前の方が骨折は少なく、給食で牛乳が飲まれるようになってから骨折が増えているのです。

お乳が出ない人は、桶谷式乳房管理手技を受ければ、必ず出るようになります。これは福井早智子著『アトピーっ子にしない母乳育児BOOK』（新泉社）を参照して下さい。

水道水の正体とは

現在の日本では、水道水に塩素を大量に混入しています。塩素は細菌の殺菌のために加えるのですが、細菌が少なければ少量ですみます。大量に必要なのは、水源となる湖や川、ダムなどが毎年、汚染の度合いがひどくなってきているためです。

山で湧き出した清水が集まって沢になり、やがて大河になって海に流れ込みます。昔から、水は天の恵みとして大切にされてきました。ところが文明の発達とともに、いろいろな産業廃棄物が流れ込み、川を汚し始めました。農薬もどんどん流れ込むようになりました。家庭排水もそれに加わり、ますます川は汚れてきました。トイレの屎尿よりも、家庭で使う合成洗剤のほうがはるかに水を汚します。その上、川をゴミ捨て場にする人が増えてきました。二十～三十年前までは透明で魚が泳ぎ、水遊びができていた川が、今やほとんどなくなってしまいました。

臭くて発癌性のある水道水

水道水はこの汚れきった水を原水として、浄水場で飲める水にしているのです。どろどろのヘドロのような水をみれば、だれも飲む気がしません。そのような水に大量の塩素を投入する急速濾過法で、水道水が作られています。塩素を大量使用すれば、ある種の有機物と反応して、発癌性のあるトリハロメタンができます。これが家庭にまで流れてくるのです。

昔は微生物の働きを利用して、ゆっくり濾過する緩速濾過法で水を浄化していました。これならほとんどトリハロメタンもできません。しかし、現在のように水が汚れてしまえば、緩速濾過法では浄水効果が落ちるため、トリハロメタンが多く発生する急速濾過法でなければ浄化できなくなってしまっているのです。そのため濾過後も危険な水になってしまいました。

原水は五百種類もの有機化合物で汚染されています。浄化後でもまだ二百種類が残留し、そのなかの一割には発癌性があると言われています。有機化合物は体内で活性酸素を増やし、その結果身体に悪影響を与え、発癌にまでいたるのです。またダイオキシンも、各地の水域から発見されています。

一部の都市では、高度浄水処理システムが使われかけてきています。これは汚染された水道原水を、オゾンを使ってカビ臭の原因物質を酸化分解させ、さらに活性炭に繁殖させた微生物の酸化分解作用と、活性炭の吸着作用で浄水するシステムです。安全でおいしい水道水が得られます。しかし水源地でいくらきれいにしても、長い配水管を通っている間に汚れてしまうこともあります。

ビルやマンションの貯水槽は汚染の原因

さらに、ビルやマンションの貯水槽の問題があります。全国で八割は使われているFRPタンクは太陽光線による劣化が早く、ガラス繊維が露出し遊離してきます。直径〇・二五ミクロン、長さ八ミクロン以上のガラス繊維には発癌性があるとされています。外壁から剥がれたガラス繊維が蓋のすきまなどから内部に入り込み、蛇口《じゃぐち》から出てくる可能性は非常に大きいのです。

また貯水槽の清掃は大型のものでは法律で義務づけられていますが、小さなものは清掃の義務がありません。そのために虫やねずみ、鳥の死骸などが入ったままのものがかなり多いようです。このような状態では、いかに高度浄水処理システムが全国全てに使われるようになっても、問題は解決されません。個人個人が自覚をもって、ビルやマンションの管理者に貯水槽の清掃を完全に行うように要望しないと美味しくて安全な水は飲めません。

恐ろしい塩素の害

塩素は鉛を腐食させます。昔の水道管は鉛管でした。現在も管継手などの接続部品や給水設備のなかで使われていることが多く、これが塩素やpH《ペーハー》の変化などで溶け出します。

鉛の毒性は、造血器官である骨髄に対して強く作用し、また血中の鉛が一定の限度を超えてしまうと、貧血、消化器系の症状、慢性疲労、便秘、腹痛、種々の神経障害などが発生します。特に五歳以下の乳幼児は、鉛の排泄機能が未熟なため体内に大量に蓄積して、知能の低下などを起こす可能性があります。

塩素は水と反応して次亜塩素酸と塩酸を生じ、強い刺激を与えて細胞を破壊します。特に水分の多い気管支の粘膜は、塩素によって障害を起こしやすいのです。このため気管支炎や喘息が多発するようになります。また、ビフィズス菌など腸内善玉菌の働きを弱めます。塩素がアテローム性動脈硬化によって起こる心臓発作や、脳血管障害の決定的な原因になっていると主張する学者もいます。

さらに、ビタミンも破壊します。京大の糸川嘉則教授は、水道水でお米を炊くとビタミンB_1が半分になることを証明しています。

プールでは通常の何倍もの塩素が使用されているため、皮膚や毛髪に障害を与えます。水道水程度の塩素濃度でも皮膚や毛髪に障害を起こします。塩素は皮膚の角質層に障害を与え、また塩素の酸化力によって皮膚の老化を早め、肌荒れやシワの原因になります。さらに、枝毛や脱毛の原因にもなります。水がきれいなため世界一の美肌を誇った日本女性の皮膚も、今や塩素の害でだんだんと荒れてきています。みどりしたたる黒髪も、もう過去のことになってしまいました。

シャワーは水圧で皮膚に叩きつけるので、塩素の障害はいっそうひどくなってしまいます。また温水では塩素が気化し、塩素ガスとなり呼吸によって吸収されます。塩素ガスは戦時中には毒ガスとして使用されていました。

赤ちゃんはお風呂やシャワー程度の塩素ガスによってでも中毒死することがありますから、よく気をつけましょう。

よい水を塩素処理せずに使うべき

汚れた原水をいくら浄化しても、人間が考えられない物質が混入する危険性を常に伴います。本来は、原水に何の処理を加えなくても安全な飲み水が得られるように、社会全体が努力すべきものなのです。水道水も原水をできるだけ汚染されていないところに求めるべきです。

西ドイツのミュンヘンでは、四十キロ離れたマンヒファル渓谷の良質な泉水と地下水を確保するために、市が水源地と導水管付近の二千六百ヘクタールの土地を買い取り、保護地としています。ここでの塩素消毒は、年に二回くらい地下水位が下がった時だけ行っているだけです。

オーストラリアのウイーンでは、二百キロ離れたアルプスの泉水を導水管で引いてきたものを主として、二〇パーセントくらいは近効の地下水やウイーン河表面水を取り入れており、塩素は配水池から出る段階だけで最高〇・二〇ｐｐｍ、最低〇・一五ｐｐｍと定められ、配水管の中では〇・〇五ｐｐｍ程度で、蛇口ではごくわずかになっています。

日本では水源地に対する配慮がなく、塩素量も上限が定められていません。そのためトリハロメタンのように、本来は存在しないような有害物質を含むようになってしまったのです。

このように、家庭では水道水をそのまま飲料水としては使えなくなってきています。そのためミネラルウォーターがよく売れるようになりました。しかし炊事に使うには経済的ではないため、浄水器が使われるようになってきています。

浄水器を使って水をおいしく安全に

浄水器も初期の時代には、蛇口に活性炭だけをつめたものを取りつけるだけだったのですが、これでは細菌の発生が多いため、いろいろ改良されてきています。

蛇口直結型の浄水器は、塩素に関してはかなり優秀なものも開発されてきていますが、トリハロメタンをきれいに取り除いてくれるものはなかなかないようです。浄水に必要な時間をかけるための水路が短いこと、また水圧で急速に通過してしまい十分な濾過時間がかけられないことなどが原因でしょう。最初の間はよくても、小型のためすぐに性能が落ちるようです。

ドリップ式で浄化するポット型のものは、安い価格のわりに性能はかなりよいものです。いつもフィルターが水中にあるように水を充たしておけば、細菌の問題は解決できます。また、蛇口直結型に比べて大きいフィルターを使い、しかもドリップ式でゆっくりとフィルターを通過しますので濾過も完全です。

据え置き型のものは、フィルターの容量が大きいので、高性能のものが多いようです。フィルターには活性炭、特殊なサンド、麦飯石《ばくはんせき》、泰澄石《たいちょうせき》、磁石鉄鉱、マグネット、ニューセラミックなどいろいろなものが使われています。

これらを組み合わせて、自然に近い浄水が得られるよう工夫された非常に高性能なものもあります。家庭用ならアルカリイオン水生成器程度の価格くらいで入手できます。

洗剤が水源を汚染する最大の原因に

高性能の浄水器を選んで使えば、問題の多い水道水の問題は解決しますが、やはり個人個人で環境を汚さないように気をつけ、天然水が本当に安全でおいしく、安心して飲めるようにしていきたいものです。

今水源地の水を汚染している最大の原因は、台所の排水によるものです。西洋食は油が多くて食器をよく汚します。洗剤も大量に必要になり、水源を汚染します。和食にすればあまり油を使わないので洗剤の量も少なくてすみます。

洗剤を粗塩《あらじお》に代えれば汚染の心配はなくなります。塩は海に帰っていき、環境を汚染することがありません。ガラス食器は粗塩で洗うときれいに油分が取れます。ワイングラスは洗剤が少しでも残っていると、ワインの味が悪くなります。粗塩で洗えばガラス独特の輝きが出て、ワインそのものの味が楽しめます。

油で汚れた食器でも、あらかじめお湯で流しておいてから粗塩で洗うときれいになります。一度お試し下さい。一人一人が水を汚さないように努力すればきれいな水源になり、いろいろな問題も起こらなくなるのです。

悪玉の親分である活性酸素も一部は身体に必要なもの

生活環境の悪化のなかでも、最も重要なことは活性酸素を発生させる状況が増えてきたことです。活性酸素とは、もともと人間も含めた動物・植物の体内にあって、細菌、かび、ウイルス、異物などが体内に侵入してくると、これを溶解して身体を守る役目をする科学物質ですが、体内で増加しすぎると逆に自分の身体も攻撃する物質です。

酸素は人間が生きていくのに絶対に必要なものです。それほど大切な酸素も、空気中で約二〇パーセントの濃度だから役に立つのです。

未熟児は、呼吸機能が悪いので哺育器に入れて酸素を補給します。昔、未熟児を一〇〇パーセントの酸素で充たした哺育器で育てた時代がありました。この未熟児は網膜症《もうまくしょう》を起こして失明してしまったのです。このように、必要な酸素も多すぎれば毒になってしまいます。高濃度の酸素の中では呼吸困難になり、意識障害まで起こします。また、体重あたりの酸素消費量が多い動物ほど短命です。

呼吸によって体内に取り入れられた酸素は、クエン酸サイクルによって水に還元することにより、生命のエネルギーを得ています。この際に、酸素は活性酸素（スーパーオキサイド）に変化していきます。

通常は活性酸素が増加すると、ＳＯＤ（スーパーオキサイドディムスターゼ）が過剰の活性酸素を除去します。しかし活性酸素が多すぎると、細胞から外に出ていろいろな障害や病気を起こし、最終的には生命まで縮めることになります。

ＳＯＤが活性酸素をやっつける

環境汚染物質である放射線、農薬、殺虫剤、加工食品、抗癌剤、殺菌剤、窒素酸化物は、大量に活性酸素を産生していろいろな障害を発生します。昔はこのようなものはありませんでした。

また、オゾンホールの拡大によって紫外線量が増加してきています。紫外線は物質に当たると活性酸素を発生します。布団を太陽に干すのは、紫外線による活性酸素の発生で細菌を殺すことが可能なためです。大量の紫外線を人類が受けると大量の活性酸素が体内に発生して、癌をはじめ種々の病気の原因になります。

植物は自分自身を守るためにＳＯＤを産生し、活性酸素をやっつけています。人体において活性酸素が発生するのは、次のような場合があります。

①侵入した細菌をマクロファージという食細胞が食べ、活性酸素を発生して溶解し自己防衛をします。

②紫外線を受けると活性酸素が発生します。また、クロロフィルなどの増感物質は活性酸素を発生します。

③放射線の照射を受けると、細胞核のＤＮＡで活性酸素を発生させ細胞核を破壊します。

④化学物質の一部である農薬（パラコート）、殺虫剤（スミチオン系）、医薬品（殺菌剤、抗癌剤）には放射線と類似の発生メカニズムがあります。

⑤化学物質の大部分は細胞全体で活性酸素を発生します。（塩素化合物、トリハロメタン、ＰＣＢ、メチル水銀、Ｍｎ３＋化合物、Ｃｄ２＋化合物、フェニルヒドラジド、クロラムフェニコール、窒素化合物〈Nox…排気ガス、重油や石炭を焚いた煤煙に含まれる〉などの化学物質）

⑥血管の栓塞《せんそく》などの循環血流障害があり、何等かの原因で血流が流れ出した場合に活性酸素が発生します。

この活性酸素を分解するものとして、次のような抗酸化剤があります。

①高分子化合物（分子量三万以上のもの）として、ＳＯＤ酵素、カタラーゼ酵素、ペルオキシダーゼ酵素、G-6-P-D酵素がありますが、ＳＯＤ以外のものは分子量が大きすぎて人体では役に立ちません。

②低分子化合物（分子量二〇〇〜四〇〇）として、ビタミンC、ビタミンE、ビタミンB_2、カロチン、カテキン、ポリフェノール、フラボノイドなどがあります。これらもそのままではあまり役に立たず、重合の鎖をはずしてやってはじめて役に立つようになります。

遠赤外線（三～一〇〇〇μm）の中で四～一四μmの育成光線といわれるものが細胞の活性化、血流の促進などを行います。また遠赤外線は水のクラスターを切ったり、低分子化合物の重合を切り、吸収できるようにします。遠赤外線を発生するセラミック、プラチナ、トルマリン、天降石（SGS）などは、水道水の浄化に使われます。

炭火を使ってほうろくで焙煎《ばいせん》したり、土鍋でことこと煮ると、遠赤外線効果で重合が切れて活性酸素を分解することが出来るようになります。昔から漢方薬は土瓶《どびん》を使って煎じますが、これは科学的にみても正しいのです。

SODを多く含む食物は豆類、海藻類、黄緑野菜などで、これらは日本の伝統食です。この点からも伝統食がよいのです。鍋物の汁には一番多くSOD作用のあるものが含まれています。これでおじやを作るのは理想的な方法なのです。大豆の発酵食品である味噌、納豆にもすぐれたSOD作用があります。先に述べたスパイスや酒類にも含まれています。

身体のなかのレセプターが、石油から合成したビタミンなどを識別して自然のものしか受け入れません。合成のビタミンではあまり効果がないのです。養生は活性酸素を仰え、SODの産生をたかめてくれます。これらの物を食べて養生をきちんとしていても、条件が悪ければ活性酸素を取りきれませんので、薬としてのSODが必要になる場合があります。ただし本物を選ばないと意味がありませんので、くれぐれもご注意下さい。

不妊を治し、健康な赤ちゃんを産むためには、日本人が昔から食べ慣れたものだけを食べるようにしましょう。

レシピ集

食べ物の原則は身土不二《しんどふじ》です。その土地に出来た旬のものを食べることです。「秋なすは嫁に食わすな」と言われるほど身体を冷やして不妊になり、跡取りができなくてお家断絶になるなすでも、ぬかみそ漬けにすると陽性に変わります。

調味料の使用量は絶対的なものではありません。デスクワークをしている人と、重労働をしている人では、おいしいと感じる味が違います。また夏と冬でも違います。

京料理「辻留」の辻嘉一氏が「料理は心です。味は必ず舌で覚えて下さい。真剣にやれば三～四度で覚えられます。そうすれば夏と冬では塩の量が変わることが分かります。夏はやや多めに、冬は少なめにと自然になります。小さじ一杯とか何グラムなどと覚えては、心のこもった料理はできません」と口癖のように言っておられました。

中国の主婦は、いつも家族の健康状態まで見ながら料理を作っています。医食同源が一般の家庭内で日常に行われているのです。料理もここまでくれば最高です。

本文のなかでも述べましたが、日本人の主食は米で、それに麦、粟、ヒエ、キビを合わせると五穀になります。米、ごま、小麦、キビ、大豆を五穀とする場合もあります。米を主としてこれらを適当に混ぜて御飯を炊くとよいでしょう。

米は玄米が最高です。全ての食べ物は全体食が基本です。精白すると胚芽をはじめとして、発芽した時に必要な成長のエネルギーになるものが、ぬかとなって全て失われます。粕《かす》という字が示しているとおりです。

玄米の欠点をいろいろあげて白米を勧める人がいますが、これは間違っています。玄米は圧力鍋で上手に炊くと、白米よりはるかにおいしいものです。私がまだ病院に勤めていたころ、時々玄米のおにぎりをたくさん病院へ持って行き、医師たちに食べてもらいましたが、おいしい炊き込み飯のようだと言ってくれました。もし玄米がまずければ、玄米そのものが悪いか炊き方が悪いかのどちらかです。

玄米は普通の鍋で炊くこともできますが、やはり圧力鍋を使用するほうが炊きやすいものです。圧力鍋にもいろいろな圧力のものがあります。炊く時間は圧力が高ければ高いほど短時間ですみます。最も高圧のものでは、沸騰後一分してから弱火で十五分炊き、圧力が自然に下がるまで蒸らすだけで玄米が炊けるものもあります。また一時間ちかくかかる圧力鍋もあります。できるだけ高圧になるものを選ぶとよいでしょう。炊飯時間は説明書に従って下さい。

マクロビオティックでは、アクは取らずに料理するというのが原則ですが、現在のように環境ホルモンやその他の物質で汚染されている時代では危険です。必ずアクは取るようにしましょう。ゆでることによってもかなりの汚染物質は除去できます。数分の間、塩ゆでると九〇パーセント以上の農薬が出てしまうという消費科学センターの報告もあります。また蒸しても危険な物質は除去できます。昔からの生活の智恵として大いに活用しましょう。

このような理由からも生野菜は危険です。

電子レンジでチンでは汚染物質に変化はありません。それどころか細胞を破壊して活性酸素が生じます。ミネラルも壊れます。電子レンジをはじめ電磁気による調理は止め、昔ながらの鍋釜を使いましょう。土鍋に備長炭で調理できれば最高です。南部鉄などの分厚い鉄鍋でも、遠赤外線が出ますのでかまいません。

お湯を沸かすのに昔は鉄のやかんを使っていました。現在でも南部鉄のものを売っています。

これで番茶を入れると貧血予防になります。

塩は自然塩にしましょう。海水から作っている自然塩は、専売法解禁以後増えてきています。また輸入天日塩に海水やニガリを混ぜたものも、だんだん増えています。マグネシウムなどのミネラルが身体には必要なのです。

味噌、醤油も一年～三年以上時間をかけた天然醸造で、自然塩を使ったものを選ぶようにしましょう。

野菜や穀類は、有機栽培で無農薬のものを使いましょう。

魚は養殖ものではなく天然もので、しかも汚染されていないものを使うのがよいのですが、なかなか難しい問題です。自然食品店などで、こだわりをもって選んでいる店から購入するようにしましょう。

青い背の魚がもてはやされていますが、なるべく食べないようにしましょう。青い背の魚にはEPAやDHAが多く含まれるので、少量なら頭がよくなるとか、心筋梗塞や脳梗塞を予防する作用などがあるのですが、大量に食べると白身の魚に比べて不飽和脂肪酸が多いため、過酸化脂質を作りやすく、これが血管壁に付着していると、コレステロールや中性脂肪が活性酸素によって動脈硬化を起こしてしまうのです。

また、生殖器に脂肪がついて不妊の原因になってしまいます。不妊症の人は青い背の魚は避けて、白身だけにしましょう。健康なら一週間に一度くらい食べてもかまいません。

かに、ほたて、赤貝、うに、いくらなどは、不妊症の原因になりますから食べないようにしましょう。また、山菜などのアクの強いものも避けましょう。

recipes

卵は、自然飼育のもので有精卵を使うようにしましょう。二〜三日に一個にしておきましょう。市販の漬け物には、ほとんどのものに甘味料のステビアが入っています。ステビアは先にも述べましたように、不妊症の原因になる疑いがありますからやめておきましょう。その他の添加物が入っているものも多いので、漬け物は自然塩を使って、自分で漬けることをお勧めします。ぬかみそ漬けのぬか床は、昔から古いほどよいといわれています。しかし、ぬか床のなかには化学肥料とか農薬が溶け出してきます。ぬか床は二〜三回ごとに新しく作り直したほうが無難です。

この本の執筆中に幕内秀夫著『粗食のすすめレシピ集』（東洋経済新報社）が発売になり、このような本では前代未聞の超ベストセラーになっています。その後「冬のレシピ」「春のレシピ」「夏のレシピ」「秋のレシピ」「お弁当レシピ」「旬のレシピ春」「旬のレシピ夏」「旬のレシピ秋」「旬のレシピ冬」が発行されています。また、同じ著者の『子供のレシピ』（主婦の友社）もあります。

私が今まで書いてきたことと本質的には同じ食事です。この本も大いに参考にして食事を作って下さい。レシピの部分だけ見るのではなく、本の最初と最後の解説は必ずお読み下さい。非常に参考になることが書いてあります。

玄米御飯

recipes

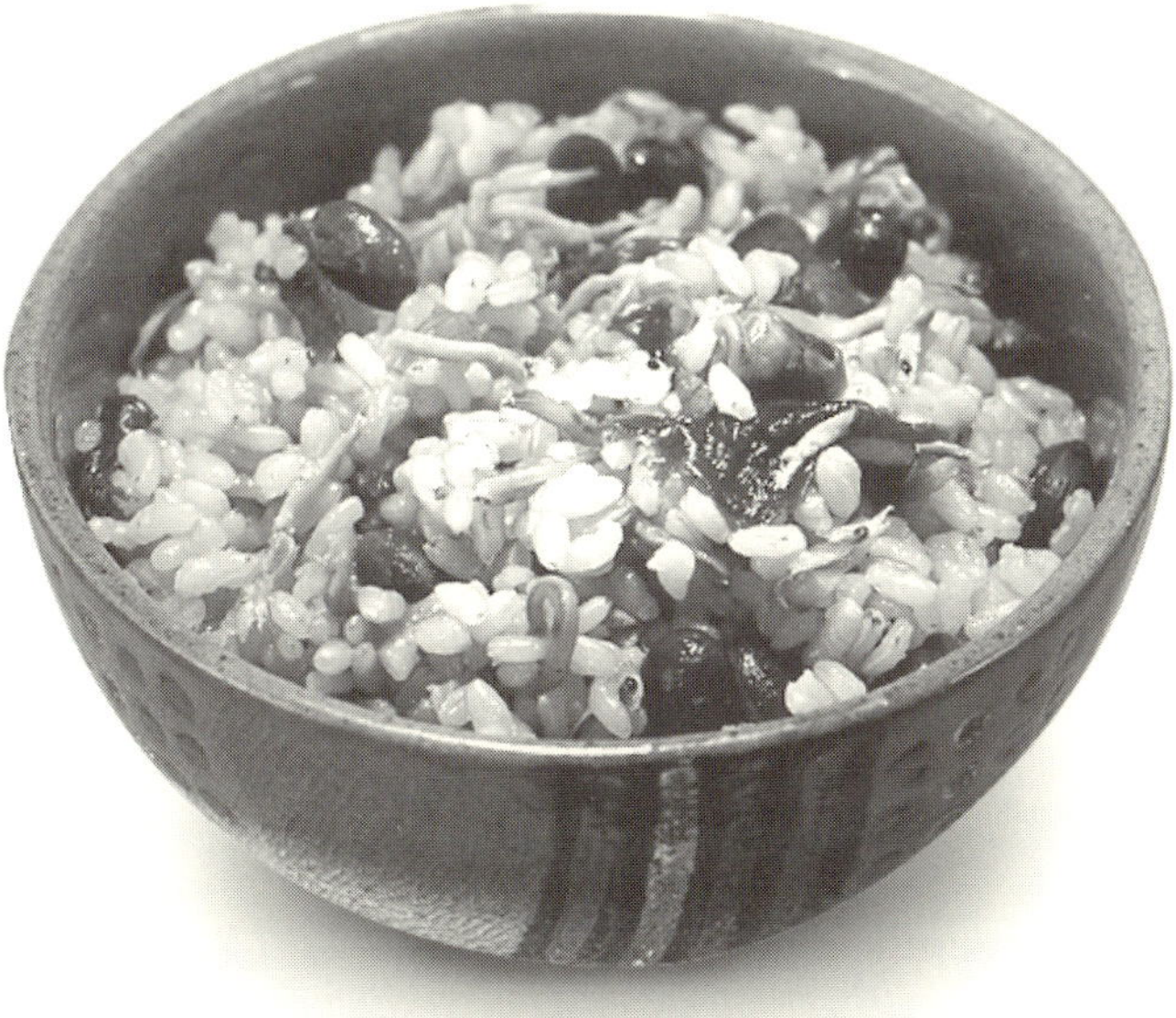

玄米御飯

①浄水で玄米を洗ってから、約一時間浄水につけておく。

②水加減は新米、古米、また圧力釜によって違う。圧力釜の説明書のとおりの量にする。圧力が高いものでは沸騰後強火で一分炊き、弱火にして十五分で火を止めて蒸らすだけでよいものもある。通常は沸騰後強火で一～二分炊き、弱火にして二十～二十五分で火を止めて蒸らすものが多いが、釜によっては四十分以上弱火で炊かなければならないものもある。

③ざるにあげて水きりをした玄米に、適量の浄水と自然塩少々を入れて炊く。

水の代わりに、浄水で入れたうすい番茶で炊いてもおいしい。

炒り大豆入り玄米御飯

玄米……三カップ
乾燥大豆……四分の三カップ
ちりめんじゃこ……五〇グラム
昆布……一〇グラム
天然醤油……少量
浄水……四カップ（圧力鍋により異なる）

①浄水で玄米を洗い、約一時間浄水につけてからざるにあげて水きりをしておく。

②乾燥大豆の虫食いのものを除き、浄水で洗ってから弱火で香ばしく炒る。

③昆布は一・五～二センチの幅に切る。

④ちりめんじゃこは汚れをとる。

⑤圧力釜に玄米、炒り大豆、ちりめんじゃこ、昆布を入れ、醤油、浄水を加えて炊き上げる。圧力が下がれば蓋をあけ、混ぜ合わせて、布巾をかけてしばらくおく。

玄米枝豆御飯

玄米……三カップ
さやつき枝豆……四〇〇グラム
にんじん……小一本
ごぼう……中一本
干ししいたけ……四枚

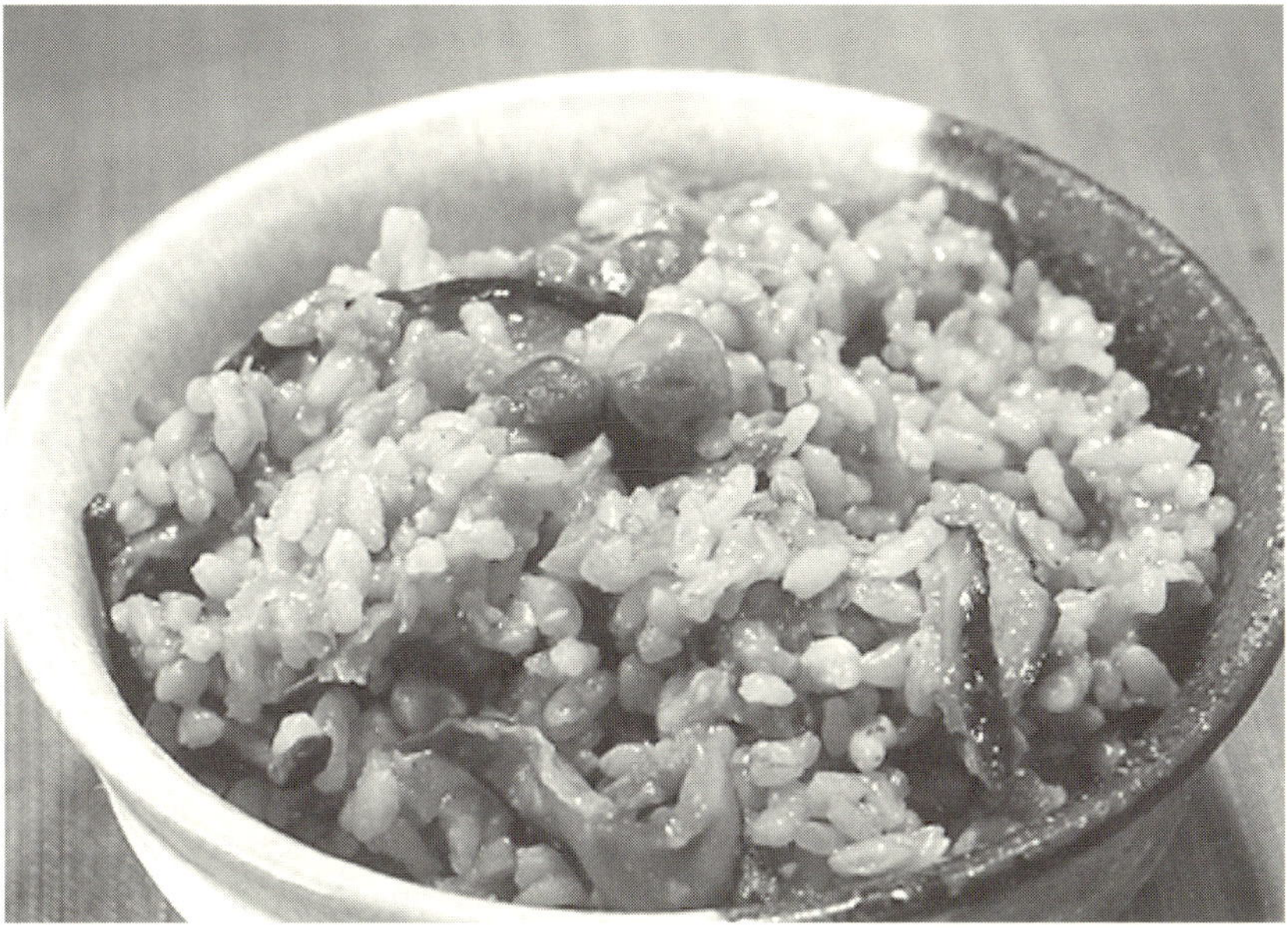

純米酒……少量
天然醤油……少量
浄水……四カップ（圧力鍋により異なる）

①玄米はこれまでと同じように洗って水きりしておく。
②枝豆は浄水に自然塩を入れ、やわらかめにゆでてから実を取り出しておく。
③にんじんは細切りにする。
ごぼうはささがきにする。
しいたけは浄水でもどし、薄切りにする。もどし汁は玄米を炊くときに入れる。
④圧力釜に玄米とその他の材料、適量の酒、醤油を入れ、もどし汁と浄水を合わせ適量にしたものを加え炊き上げる。圧力が下がれば軽く混ぜ合わせ、布巾をかけてしばらくおく。

ごまと大豆入り玄米御飯

玄米……三カップ
乾燥大豆……二分の一カップ
黒ごま……大さじ一杯
自然塩……少量

浄水……四～五カップ（圧力鍋により異なる）

①玄米はこれまでと同じように洗って水きりしておく。

②乾燥大豆は虫食いを除き、浄水できれいに洗い、浄水に一晩つけておく。

③黒ごまは玄米を炊いている間に炒っておく。

④圧力釜に玄米、大豆、自然塩、適量の浄水を入れて炊き上げる。圧力が下がれば、黒ごまを加えて全体を切るように混ぜ合わせる。

⑤ごまは混ぜる直前に、包丁で切って切りごまにしてから混ぜると、いっそう香ばしくなりおいしい。

玄米栗御飯

玄米……三カップ
栗……一カップ
浄水……五カップ（圧力鍋により異なる）
自然塩……少量

①玄米はこれまでと同じように洗って水きりしておく。

②栗は皮としぶ皮をとり、適当な大きさに切っておく。

③材料を圧力釜に入れて炊き上げる。

麦入り玄米御飯

玄米の約二～三割量の押麦を混ぜる。浄水は玄米の場合より一割くらい減らして圧力釜で炊く。

玄米あずき御飯

玄米……五カップ
あずき……二分の一カップ
自然塩……少量
浄水……七カップ（圧力鍋により異なる）

①玄米はこれまでと同じように洗って水きりしておく。

②あずきを浄水で洗う。

③材料を圧力鍋に入れ炊き上げる。十分圧力が下がるまでよく蒸らす。

かやく玄米御飯

玄米……五カップ
にんじん……七〇グラム
ごま油……大さじ二杯

れんこん……七〇グラム
こんにゃく……四分の一枚
いんげん……三〇グラム
春菊……四〇グラム
セロリ……二〇グラム
天然醤油……少量
自然塩……少量

玄米は玄米ごはんとして炊き上げる。

①にんじんは短冊切りにして、ごま油で軽く炒め、自然塩でうす味をつけ、とろ火にして水を入れずに蓋をして五分ほど蒸し煮をする。蓋をとり、汁を煮つける。

②れんこんは薄くいちょう切りにする。ごま油で少し炒め、自然塩と醤油で少し辛めに味をつけて蓋をせずに煮つける。

③いんげんはよく煮立った浄水にひとつまみの自然塩を入れ、蓋をせずにゆで上げる。ゆですぎると色があせるから注意する。

④春菊は根を取り、枯れ葉やごみをていねいに取ってから、たっぷりの浄水で葉をもまないように、また葉を傷つけないようにして手で振って洗い、ざるに上げる。自然塩と浄水でさっとゆでてざるに取り、水をきり一センチくらいにこまかく切る。

⑤こんにゃくは薄い細切りにしてごま油で炒め、自然塩でうす味をつける。

⑥炊き上がった玄米ごはんに、春菊以外の野菜とこんにゃくを入れて混ぜる。出来上がりに春菊をぱらりとふる。

炒り玄米御飯

玄米をきつね色に炒ってから、自然塩を少し入れて圧力釜で炊く。

次に玄米御飯に合う物を掲げる。

ごま塩

玄米御飯にごま塩をかけて食べる。

ごま塩は年齢によって割合が異なる。

〈普通の人〉ごま大さじ八杯に自然塩大さじ一杯

〈老人・子供〉ごま大さじ九杯に自然塩大さじ一杯

〈三歳以下および老人〉ごま大さじ十杯に自然塩大さじ一杯

①ごまはよく水洗いしてざるで水きりをする。

②自然塩をさっと炒り、細かくすっておく。

③ごまはまんべんなくかき混ぜながらむらのないように炒り、指でつまみ皮がつぶれるようになると自然塩と混ぜ、力を入れないようにすりこぎで軽くする。力を入れると油が出て早く酸化していまい、味がおちて身体にも悪くなる。長くても半月以内に使いきる。

昆布の佃煮

昆布……三〇グラム
浄水……三カップ
天然醤油……大さじ四・五杯

昆布はだしをとったものでよい。これを一・五センチくらいの四角に切り、水から煮てやわらかくする。十分やわらかくなったら醤油を入れ、弱火で煮つける。

鉄火味噌

熱々の御飯にのせて食べるとおいしい。

ごぼう……七〇グラム
れんこん……六〇グラム
にんじん……四〇グラム
ごま油……大さじ三杯
天然豆味噌……一七〇グラム
しょうが……五グラム

①ごぼう、れんこん、にんじん、しょうがは、うんと細かくみじん切りにする。

②熱した鍋に、ごま油大さじ二杯をひき、ごぼう、れんこん、にんじんの順に入れ、よく炒める。

③②を鍋の端に寄せ、油大さじ一杯を追加し、味噌を入れ、②とよく混ぜ合わせながら弱火で気長にサラッとなるまで炒めて、仕上げにしょうがを加える。

季節の味噌汁

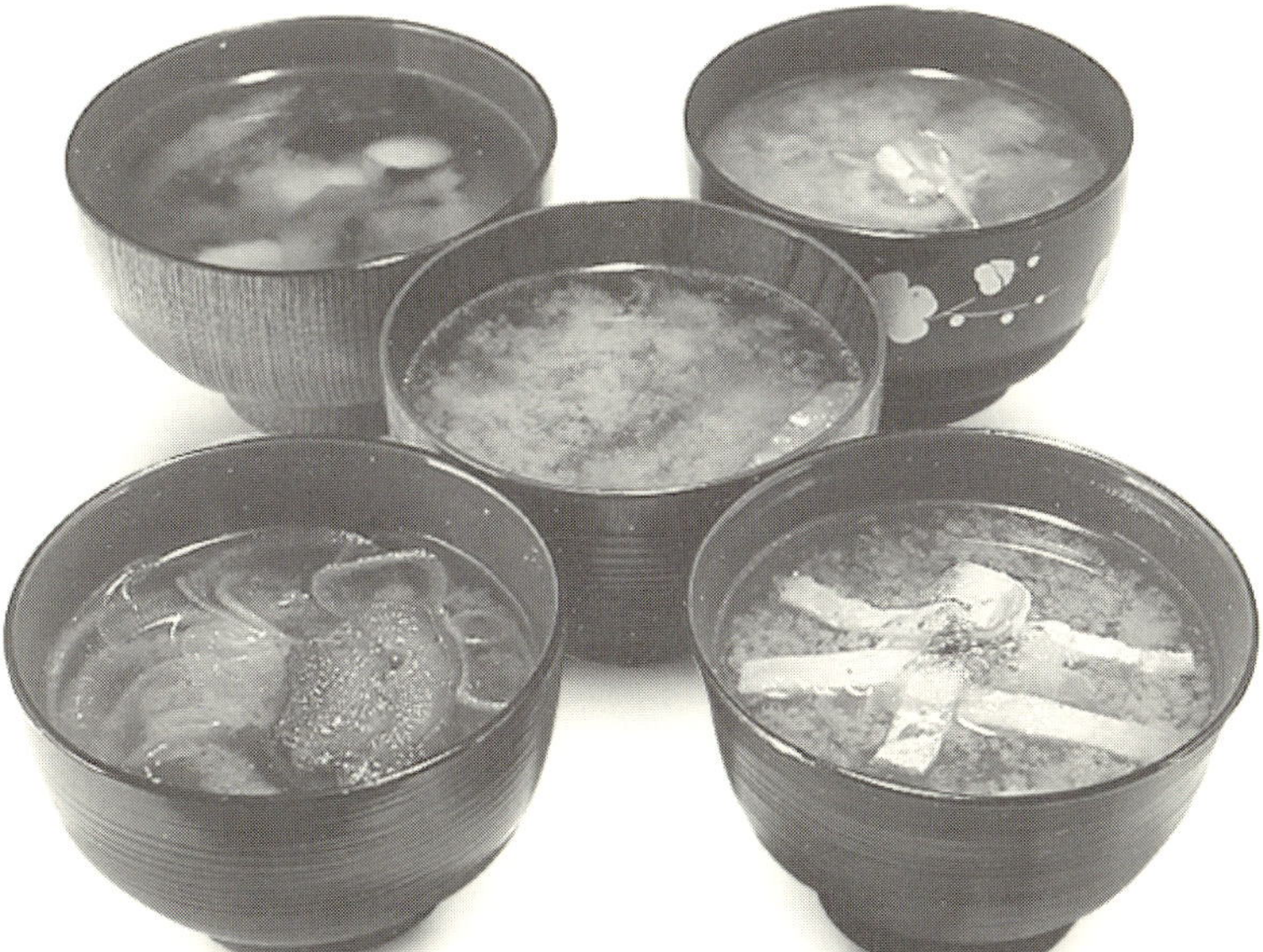

日本全国にはいろいろな味噌があり、原料によって米味噌、麦味噌、豆味噌などがある。

米味噌

大豆と米麹から造られる。日本人に最も好まれる味噌で、全生産量の八〇パーセントを占めている。北海道から西日本まで風土により多くの種類があり、色、香り、味もさまざまである。料理や好みに応じて使い分けたり、合わせ味噌にしたりして、いろいろな味が楽しめる。

甘味噌の白味噌には、近畿各府県の白味噌、京都の白味噌、岡山や広島の京都風白味噌、甘い麹を使った山口の府中味噌、香川の讃岐味噌などがある。

甘味噌の赤味噌には、多量の米麹を使い塩分を少なめにした東京の江戸味噌がある。

甘口味噌の淡色味噌には、静岡や九州地方の相白味噌があり、赤味噌には徳島の御膳味噌がある。

辛口味噌の淡色味噌には、関東甲信越や北陸、その他全国各地の白辛味噌、信州味噌などがある。

辛口味噌の赤味噌には、関東甲信越や東北、北海道、その他全国各地の赤味噌、津軽味噌（長期熟成型）、伊達政宗以来の伝統をもつ仙台味噌、麹粒を浮かせた越後味噌、こして口当たりをよくした佐渡味噌などがある。

麦味噌

大豆と麦麹から造られる。大麦や裸麦の配合量が多いため、米味噌に比べて蛋白質の含有量が多く、甘みと旨みが調和した味噌である。九州全土から山口と愛媛の瀬戸内海沿岸で多く造られている。自家用に造られるものが多く、田舎味噌ともいわれ、代表的なのは九州味噌である。

麦味噌には辛口と甘口がある。

甘口味噌は九州、四国、中国地方などで、辛口味噌は九州、四国、中国、関東地方などで造られている。

豆味噌

大豆と豆麹から造られる。大豆だけで造られるので蛋白質の含有量が多く、栄養価も優れている。愛知、三重、岐阜の三県が主産地なので三州味噌とも呼ばれ、八丁味噌ともいう。

また、良質の大豆を使った秋田味噌がある。少し渋みのある濃厚な味に特徴がある。

調合味噌

いろいろの味噌をブレンドしたものである。その中でも、合わせ味噌は二〜三種類の味噌を混ぜ合わせる。合わせ方は、産地の離れたものを混ぜ合わせる（辛口と甘口、赤色系と白色系など）方法や、豆味噌と米味噌、麦味噌と米味噌のように素材の異なった味噌を混ぜ合わせる方法がある。好みに応じていろいろな合わせ味噌を作ってみよう。

調合味噌には、ほかに調味料を配合したものがある。赤だし味噌は、豆味噌に米味噌と調味料を配合している。

発酵食品である味噌には素晴らしい効能がある。最近の研究では発癌を防止し、血圧を下げ、エイズを防ぎ、ボケを予防する効果があることが分かってきた。昔から味噌汁には解毒作用があるので、いろいろな食中毒の防止に使われてる。

生魚を食べると魚毒にあたるのを防ぐため、鮨には赤だしが必ずついている。しかし、最近では赤だしを注文する人は減ってきている。昔から経験で分かったことには、素晴らしいものがあるだからやはりそれに従うべきなのである。

味噌は自然塩を使った天然醸造でないと駄目である。速成醸造は一〜二週間で醸造し、一度熱して発酵菌を殺してしまっている。味噌や醤油のよさは、発酵菌が生きていることにある。これが腸内に入り、腸内で善玉菌として活躍し、健康な身体にしてくれる。

味噌汁はぐらっと沸き上がる直前に火を止めるのも、香りと風味を失わないようすること以外に、もっと大切なことは、発酵菌を殺さないようにするためである。この温度がほぼ六五度であり、この温度を越えると、味噌の旨み成分である蛋白質の溶出量がストップしてしまう。

味噌の種類については前述したが、実際の代表的な味噌をあげてみる。

◆信州味噌（淡色）……………米味噌

淡色辛口味噌の代表である。今は全国で生産されており、やや酸味のある芳香がある。

具には、塩味を中和させるような甘みをもつ玉ねぎ、長ねぎ、もやしながよく合う。

◆信州味噌（濃色）……**米味噌**

濃色辛口の代表的なものである。もともとは山吹色をした辛口のものだが、最近では赤だし風、白味噌風など、味や色が変わっているものが無数にある。

◆仙台味噌……**米味噌**

濃厚な味の辛口なので、味噌汁には少なめに入れるか、白味噌などと合わせ味噌にする。

具には豆腐とあさつきや、麩と三つ葉など、味噌の味わいをまろやかにする食品と薬味を組み合わせる。

◆麦味噌

自家用として造られるものが多いので、田舎味噌とも呼ばれている。麦の割合が多く、甘口でやわらかく、赤褐色のものが多くみられる。麦独特の香りとうまみ、舌ざわりがある。

具には個性の強いものが向いている。鶏肉と野菜や、いも類を合わせたさつま汁や豚汁などにするとよい。

◆関西白味噌……**米味噌**

西京味噌と呼ばれる白色の甘味噌である。米麹の割合が多く、甘みが強い。

着色を抑えるため、短期熟成型の味噌で長期保存にはむかない。上品でまろやかな味わいは、雑煮や田楽などの料理に合う。味噌汁の具には、里いも、白身魚のすり身、えのき茸などの甘みを損なわないくせのない食品が合う。

◆赤だし味噌……**調合味噌**

中京地方で製造されている豆味噌に、米味噌と調味料を加えた調合味噌である。濃厚なうま味と渋み、わずかな苦みがあり、懐石料理には欠かせない味噌である。具には豆腐、しじみ、なすなどが合う。鮨にはハマチやブリのあらをよく使う。

春の味噌汁

玉ねぎの味噌汁　春

玉ねぎ……二分の一個
わかめ……一五グラム
車麩……一個
だし汁……四カップ
天然味噌……六〇グラム
ごま油……適量

①玉ねぎは薄切りにする。
②わかめは浄水の水と湯に交互にひたして塩出しをし、水気をしぼり一口大に切る。
③車麩は四等分してごま油でから揚げにする。
④だし汁を煮立てて、玉ねぎとわかめを加え、火が通ったら味噌を溶き入れ、から揚げにした車麩を加える。
⑤車麩がやわらかくなったら火を止める。

にらの味噌汁　春

にら……四〇グラム
干しわかめ……五グラム
豆腐……二分の一丁
だし汁……四カップ
天然味噌……六〇グラム
ごま油……大さじ二分の一杯

①わかめは浄水でもどして一口大に切り、豆腐はさいの目に切る。
②にらは浄水で洗って三センチの長さに切り、ごま油でさっと炒める。
③だし汁を煮立て、わかめを加え再び煮立ってきたら豆腐を加える。
④豆腐に火が通ったら、味噌を加えて溶き混ぜ、煮立つ直前に火を止める。
⑤椀に注ぎ、にらを浮かせる。

しらす干しとさやえんどうの味噌汁　春

しらす干し……二〇グラム

さやえんどう……五〇グラム
だし汁……四カップ
天然白味噌……大さじ四杯
自然塩……少々

①さやえんどうは筋を取り、塩ひとつまみを入れた浄水の熱湯でさっとゆでる。
②しらす干しはざるに入れ、熱湯をかけ、水きりをしておく。
③だし汁を煮立てて、味噌を溶き入れる。
④椀にさやえんどうとしらす干しを入れ、味噌汁を注ぐ。

京菜の味噌汁　春

京菜……三〜四枚
油揚げ……二分の一枚
だし汁……四カップ
天然味噌……大さじ四杯

①京菜は浄水でよく洗い、水気をきって三センチの長さに切る。
②油揚げは浄水の熱湯をかけて油抜きをし、せん切りにする。
③だし汁を煮立てて油揚げを加え、さらに少し煮立て、京菜を加え、火が通るまで煮る。
④だし汁を少し取り出し、味噌をゆるめに溶いて、ふたたび鍋に入れて混ぜ合わせ、ひと煮立ちしたら火を止める。

こんにゃくとさやえんどうの味噌汁　春

こんにゃく……二分の一枚
さやえんどう……三〇グラム
だし汁……四カップ
天然味噌……六〇グラム
天然醤油……小さじ一杯
ごま油……大さじ二分の一杯
自然塩……適量

①こんにゃくは塩もみしてからたっぷりの浄水の湯でゆでて、たんざくに切り、さやえんどうは筋を取っておく。
②鍋を熱してごま油を入れ、こんにゃくを炒めてからさやえんどうを加えてさっと炒め、だし汁をそっと

加える。
③煮立ったら味噌を溶き入れ、醬油で香りづけして火を止める。

焼きねぎの味噌汁　春

ねぎ……一本
生わかめ……五〇グラム
だし汁……四カップ
天然味噌……六〇グラム
ごま油……少々
粉さんしょう……少々

①ねぎの白いところを二センチの長さにぶつ切りし、網にのせて焦げ目をつけて焼く。
②生わかめは浄水と湯を交互にかけて塩抜きをする。
③だし汁を温め味噌を溶き入れ、生わかめを加えてひと煮立ちしたら火を止めねぎを浮かす。
④椀に注ぎ、好みでごま油一～二滴、粉さんしょう少々をふりかける。

ごまの味噌汁　春

白ごま……大さじ三杯
豆腐……二分の一丁
わかめ……一〇グラム
天然白味噌……六〇グラム
だし汁……四カップ
天然醬油……少々
自然塩……少々

①白ごまは炒っておく。
②豆腐はさいの目に切る。
③わかめは浄水と湯を交互にかけてもどし、一口大に切る。
④だし汁を煮立てて白味噌を溶き入れ、豆腐とわかめを入れて火を通し、ひと煮立ちしたら醬油と塩を少々加え味をととのえ火を止める。
⑤椀に注ぎ、白ごまをふる。

うどとよめ菜の味噌汁　春

うど……八〇グラム

よめ菜……二〇グラム
だし汁……四カップ
天然味噌……六〇グラム
自然塩……少々

①うどは二センチの長さに切る。
②よめ菜を塩ひとつまみを入れた浄水の熱湯でゆでて水をきり、三センチの長さに切る。
③だし汁にうどを入れて煮て、やわらかくなったら味噌を溶き入れ、ひと煮立ちしたらよめ菜を加える。

たけのことせりの味噌汁　春

ゆでたけのこ……一〇〇グラム
せり……十本
ごま油……大さじ一杯
だし汁……四カップ
天然味噌……大さじ四杯
木の芽……四枚

①ゆでたけのことせりは三～四センチの長さのせん切りにする。
②鍋を熱し、ごま油でたけのことせりをさっと炒め、だし汁を加えて煮る。煮立ち始めて一～二分したら味噌を溶き入れ、ひと煮立ちしたら火を止める。
③椀に注ぎ、木の芽をあしらう。

はまぐりの味噌汁　春

はまぐり……八個
三つ葉……八本
だし汁……四カップ
純米酒……大さじ一杯
天然赤味噌……大さじ三杯
天然白味噌……大さじ一杯
自然塩……少々

①はまぐりは薄い浄水の塩水につけて砂出しをしてから、殻をたわしでよく洗っておく。
②三つ葉は三センチの長さに切っておく。
③鍋にだし汁を煮立て、酒とはまぐりを加え、三分ほど煮る。
④赤、白味噌を合わせて溶き入れ、はまぐりの口が開いたらひと煮立ちさせ、三つ葉を加えて火を止める。

あさりの味噌汁　春

あさり……二十粒
あさつき……二本
だし汁……四カップ
天然信州味噌……大さじ一杯
自然塩……少々

①あさりは浄水の塩水にひたして砂出しをして、水を二～三回取り替え、殻をきれいに洗う。
②あさつきは小口切りにする。
③冷えただし汁にあさりを入れて煮る。
④あさりの口が開いたら味噌を溶き入れ、ひと煮立ちさせて火を止める。
⑤椀に注ぎ、あさつきを散らす。三つ葉でもよい。

高野豆腐の味噌汁　春

高野豆腐……二枚
にら……一〇〇グラム
だし汁……四カップ
天然三州味噌……大さじ四杯
自然塩……少々
ごま油……適宜

①にらは浄水できれいに水洗いをし、三センチの長さに切り、ごま油小さじ一でさっと炒め、塩少々をふっておく。
②高野豆腐は浄水の湯でもどしてよく洗い、一口大に切り、水気をぎゅっとしぼり、一八〇度のごま油で から揚げにする。
③だし汁を煮立て、味噌を溶き入れ、下ごしらえしたにらと高野豆腐を加えて弱火にし、高野豆腐がやわらかくなったら火を止める。

山うどの味噌汁　春

山うど……二分の一本
生しいたけ……四枚
だし汁……四カップ
天然味噌……大さじ四杯
木の芽……少々
ごま油……大さじ一杯弱

①山うどは浄水で水洗いをし、皮をつけたまま斜め切

りにする。
②生しいたけはぬれ布巾で汚れをふき取り、石づきを取る。
③山うどをごま油で炒め、だし汁を少し取って味噌を溶き、鍋に入れる。
④煮立つ寸前に火を止め、椀に注ぎ、木の芽を飾る。

ぜんまいの味噌汁　春

ぜんまい……………一二〇グラム
油揚げ……………一枚
しその葉……………二枚
だし汁……………四カップ
天然三州味噌……………大さじ四杯
自然塩……………少々

①木炭かまきを燃やした灰に浄水を注ぎ、しばらく静かに放置し、その上澄み液（灰汁《あく》）を取る。ぜんまいは塩ひとつまみを入れた浄水の熱湯で堅めにゆでておき、取り出して灰汁の中につける。一昼夜つけておき、噛んでみてあくがとれていたら取り出す。
②あく抜きしたぜんまいを揃えて、根元の堅いところを切り取ってから、二〜三センチの長さに切り、ざるに入れて浄水の熱湯をかける。
③油揚げにも浄水の熱湯をかけ油抜きをし、細切りにする。
④しその葉は浄水で洗ってせん切りにする。
⑤だし汁を煮立てぜんまいと油揚げを加え、ひと煮立ちしたら味噌を溶き入れ火を止める。
⑥椀に注ぎ、しその葉を散らす。

夏の味噌汁

じゅん菜の味噌汁　夏

じゅん菜……………大四枚
豆腐……………二分の一丁
木の芽……………四枚
だし汁……………四カップ弱
天然白味噌……………大さじ四杯

天然田舎味噌……大さじ一杯

①豆腐は軽く水きりし、こまかいさいの目切りにする。

②鍋にだし汁を煮立てて、豆腐とじゅん菜を加え、煮立ったら味噌を溶き入れ、ひと煮立ちさせて火を止める。

③椀に注ぎ、木の芽を添える。

ずいきの味噌汁　夏

ずいき……二本
しその葉……四枚
だし汁……四カップ
天然味噌……大さじ四杯
自然塩……少々

①ずいきは浄水でもどし、浄水の熱湯に塩ひとつまみを入れてさっとゆで、浄水にとって十分間ひたし、小口切りにする。

②しその葉はせん切りにする。

③だし汁を煮立て、ずいきを入れて煮る。ずいきが煮えたら味噌を溶き入れ、ひと煮立ちさせ火を止める。

④椀に注ぎ、しその葉を散らす。

油揚げの味噌汁　夏

大根……一二〇グラム
油揚げ……一枚
だし汁……四カップ
天然赤味噌……八〇グラム
七味唐辛子……少々

①大根は千六本に切り、油揚げは浄水の熱湯で油抜きして四センチの長さに切って、だし汁で煮る。

②大根がやわらかくなったら味噌を溶き入れ、ひと煮立ちしたら火を止める。

③椀に注ぎ、七味唐辛子を添える。

かんぴょうの味噌汁　夏

かんぴょう……十二本（長さ一〇センチ）
さやえんどう……十二枚
だし汁……四カップ
天然味噌……大さじ四
自然塩……少々

①かんぴょうは塩もみして浄水で洗い、一〇センチく

recipes

らいに切り、文結びに結ぶ。さやえんどうはさっと浄水で塩ゆでし、せん切りに切っておく。
②だし汁を煮立て、かんぴょうを入れてやわらかく煮て、味噌を溶かし入れ、ひと煮立ちしたら火を止めさやえんどうを散らす。

ごぼうとキャベツの味噌汁　夏

ごぼう……八センチ
キャベツ……二枚
だし汁……四カップ
天然味噌……大さじ四杯
ごま油……大さじ一杯

①ごぼうをささがきにし、キャベツは二枚重ねて二センチ角に切る。
②鍋を熱して、ごま油でごぼうをよく炒め、次にキャベツを加えて炒め、火が通ったらだし汁を加えてごぼうがやわらかくなるまで煮る。
③味噌を煮汁で溶いて加え、ひと煮立ちしたら火を止める。

秋の味噌汁

生揚げとはったけの味噌汁　秋

生揚げ……一枚
はったけ……四株
だし汁……三・五カップ
天然田舎味噌……大さじ四杯
粉ざんしょう……少々

①生揚げは浄水の熱湯をかけて油抜きし、一口大に切る。
②はったけは食べやすい大きさに切る。
③だし汁を煮立て、味噌を溶き入れ、生揚げとはったけを加えてひと煮立ちさせたら火を止める。
④椀に注ぎ、粉ざんしょうを吸口とする。
注　吸口《すいくち》とは、吸物に浮かべて芳香を添えるつま。

白菜とにんじんの味噌汁　秋

にんじん……二分の一本
だし汁……四カップ
天然白味噌……大さじ二杯
天然田舎味噌……大さじ二杯
粉ざんしょう……少々

①白菜は一センチ幅のたんざく切りにし、にんじんは五ミリの厚さの輪切りにする。
②鍋にだし汁を煮立て、白菜とにんじんを加えてやわらかくなるまで煮る。二種類の味噌を溶き入れ、ひと煮立ちしたら火を止める。
③椀に注ぎ、粉ざんしょうを吸口とする。

里いもの味噌汁　秋

里いも……八個
大根……五センチ
だし汁……四カップ
天然味噌……大さじ四杯
柚子皮……少々

①里いもは皮をこそげ取り、浄水で洗い、食べやすい大きさに切る。大根はたんざくに切り、柚子の皮はせん切りにする。
②だし汁を煮立て、大根、里いもを加えてやわらかく煮て、味噌を溶き入れる。
③椀に注ぎ、柚子の皮を散らす。

しめじの味噌汁　秋

しめじ……一株
大根……二〇〇グラム
だし汁……三・五カップ
天然味噌……六〇～七〇グラム
わさび汁……少々

①しめじは石づきを切り落として小房に分け、大根はすりおろす。
②だし汁を煮立て、しめじを加えて二～三分くらい煮て、味が出たら味噌を溶き入れ、大根おろしを加え、もう一度味をととのえてひと煮立ちさせる。
③椀に注ぎ、わさび汁をふる。

冬の味噌汁

小松菜の味噌汁　冬

小松菜……三分の一把
しめじ……一束
ごま油……少々
だし汁……四カップ
天然味噌……六〇グラム
柚子皮……少々

①小松菜は浄水できれいに洗って三センチの長さのざく切りにし、ごま油でさっと炒める。
②しめじは石づきを切り落とし、小房に分けておく。
③だし汁を煮立て、しめじを加えて二～三分煮て、味噌を溶き入れて火を止める。
④椀に注ぎ、小松菜を加え、柚子皮のせん切りを散らす。

ゆり根の味噌汁　冬

ゆり根……一個
小松菜……三分の一把
だし汁……四カップ
天然味噌……六〇グラム
ごま油……大さじ半分

①ゆり根は一枚ずつはがして浄水で洗う。
②小松菜は浄水できれいに洗って三センチの長さに切り、フライパンを熱し、ごま油でさっと炒める。
③だし汁を煮立て、ゆり根を加えて五～六分煮てから味噌を溶かし入れる。小松菜を加えて火を止める。

ゆばの味噌汁　冬

干しゆば……八枚
三つ葉……二分の一把
だし汁……四カップ
天然白味噌……大さじ四杯
天然三州味噌……大さじ一杯

①干しゆばは浄水をかけてもどし、ざるに上げる。

②三つ葉は小口からこまかく刻む。
③だし汁を煮立て、味噌を溶き入れ、ゆばと三つ葉を加える。ひと煮立ちしたら火を止める。

もやしの味噌汁　冬

もやし……二〇〇グラム
青ねぎ……一本
板麩……一枚
昆布……一〇センチ
天然味噌……六〇グラム
ごま油……大さじ一杯
粉ざんしょう……少々
浄水……四カップ

①もやしは浄水で洗ってざるに上げて水気をきり、青ねぎは斜めに切っておく。
②板麩はぬれ布巾に包んでしめらせ、せん切りにする。
③昆布はかたくしぼった布巾で表面をふき、だしがよくでるように切り目を入れておく。
④鍋を熱し、ごま油でもやしを炒め、浄水四カップと昆布を入れて煮る。煮立ったら昆布を取り出し、弱火で二～三分煮る。
⑤味噌を溶き入れ、青ねぎと麩を加え、ひと煮立ちしたら火を止める。
⑥椀に注ぎ、香りに粉ざんしょうをふる。

かきの味噌汁　冬

かきのむき身……一二〇グラム
あさつき……四本
だし汁……四カップ
天然白味噌……二〇〇グラム
自然塩……少々

①かきは浄水の塩水でふり洗いして汚れを取り、浄水の熱湯をさっと通す。
②だし汁を沸かし、白味噌を溶き入れ、煮立つ寸前にかきを加え、あさつきを散らす。

れんこんの味噌汁　冬

れんこん……一〇〇グラム
だし汁……四カップ
天然八丁味噌……大さじ四杯

①れんこんは五ミリの厚さのいちょう切りにする。
②だし汁を煮立て、れんこんを入れ、れんこんがやわらかくなったら味噌を溶き入れ、ひと煮立ちさせる。

かれいの味噌汁　冬

かれい……二尾（一五センチくらい）
ごぼう……四分の一
だし汁……四カップ
天然豆味噌……大さじ四杯
ごま油……大さじ一・五杯
天然醤油……少々
粉ざんしょう……少々

①かれいは腹と背に包丁で切り込みを入れ、尾のほうから骨にそって身を取り、二枚におろしぶつ切りにする。
②ごぼうはささがきにし、ごま油で炒め、だし汁を加えてやわらかく煮る。
③味噌を溶き入れ、かれいを加えて三〜四分静かに煮て、醤油少々を落として味をととのえ火を止める。
④椀に注ぎ、粉ざんしょうをふる。

焼き味噌汁　冬

京菜……八本
天然三州味噌……三〇グラム
天然田舎味噌……三〇グラム
だし汁……四カップ
柚子の皮……少々

①京菜はきれいに浄水で水洗いして、三センチの長さに切る。
②玉杓子にそれぞれの味噌をこすりつけ、じか火にあてて焼き目をつけ、だし一カップで溶いておく。
③鍋に残りのだし汁を入れて煮立て、京菜を加え、溶いた味噌を加えてひと煮立ちしたら火を止める。
④椀に注ぎ、柚子の皮をせん切りにして散らす。

四季の味噌汁

鯉こく　四季

鯉……一尾（五〇〇グラムぐらい）
ごぼう……四〇〇グラム
しょうが……一片
番茶……大さじ三杯
粉ざんしょう……少々
ごま油……大さじ二杯
天然味噌……四〇グラム
浄水……五カップ

①鯉のにが玉（胆のう）をつぶさないように取り出してから、頭、内臓、尾、うろこはつけたまま筒切りにする。
②ごぼうはささがきにする。
③しょうがはみじん切りにする。
④番茶は小さなもめん袋に入れ、口をひもで結んでおく。
⑤圧力鍋を熱し、ごま油でごぼうを透き通るまで炒め、その上に鯉を並べ、浄水五カップを入れ、茶袋を加え、蓋をして強火にかけ、沸騰したら弱火にして三十分煮る。
⑥火を止めてから二十分くらいおいて蓋を取り、味噌を加え、身をくずさないようにそっと味噌を溶く。
⑦茶袋を取り出し、しょうがを加えて、十五分ほど圧力をかけないで煮る。汁が足らなくなったら少し浄水の湯をたす。
⑧煮上がったら、身をくずさないように椀に盛り、汁をかけ、粉ざんしょうをふる。
母乳が出にくい時に食べるとよくお乳が出るようになる。

季節のおかず

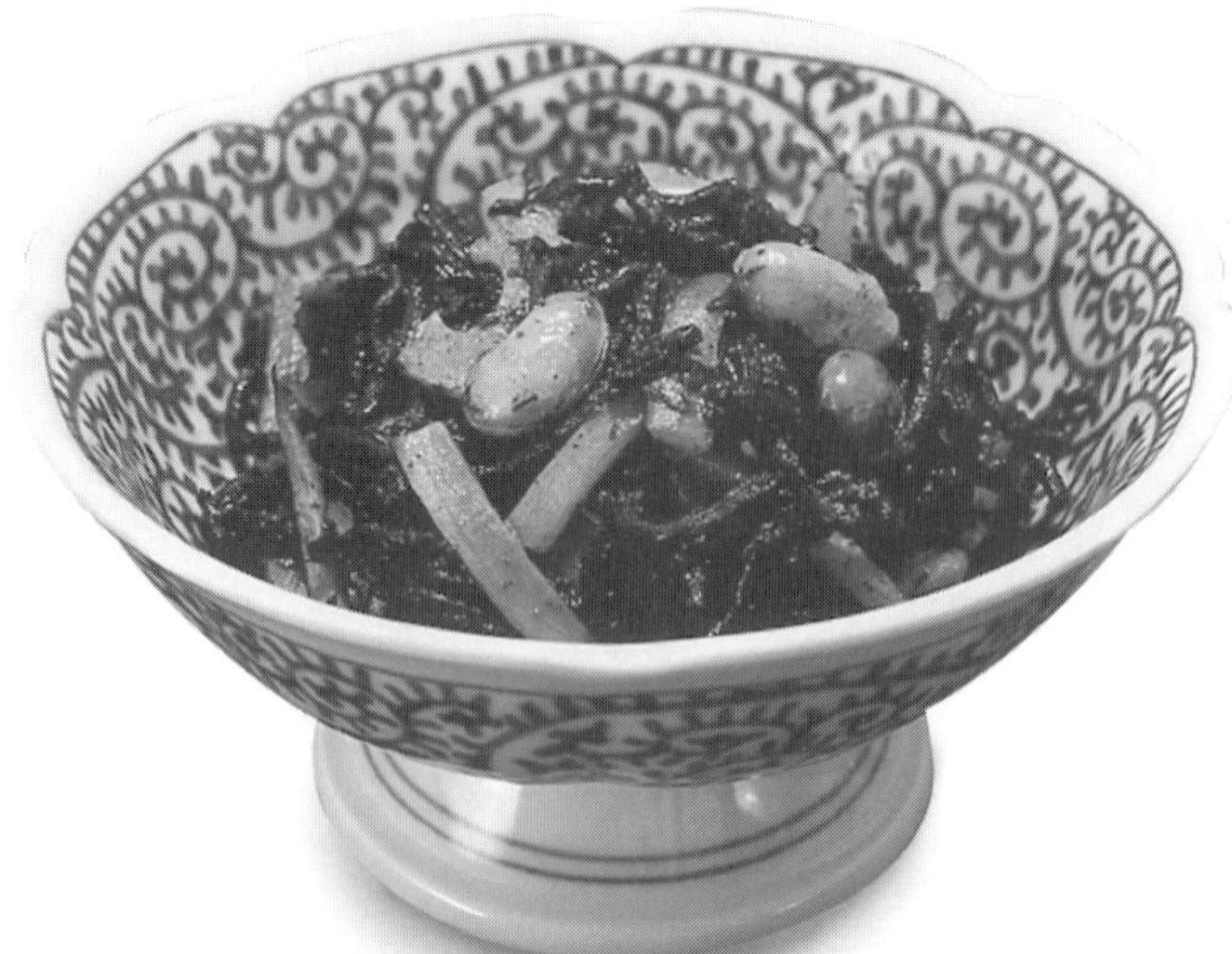

春のおかず

きんぴらごぼう

春

ごぼう……………………六〇グラム
れんこん…………………四〇グラム
たけのこ…………………三〇グラム
ごま油……………………大さじ一杯
天然醤油…………………大さじ五〜六杯
浄水………………………三カップ

①ごぼうとたけのこは斜め薄切りにして細く切る。れんこんは薄くいちょう切りにする。
②鍋に油をひき、ごぼうの臭みがなくなるまで炒めてから、れんこん、たけのこの順に加えて炒める。
③これに水を入れ、ひと煮立ちさせた後、弱火で煮る。水の量が三分の一くらいになったら醤油を加え、汁がなくなるまで煮る。

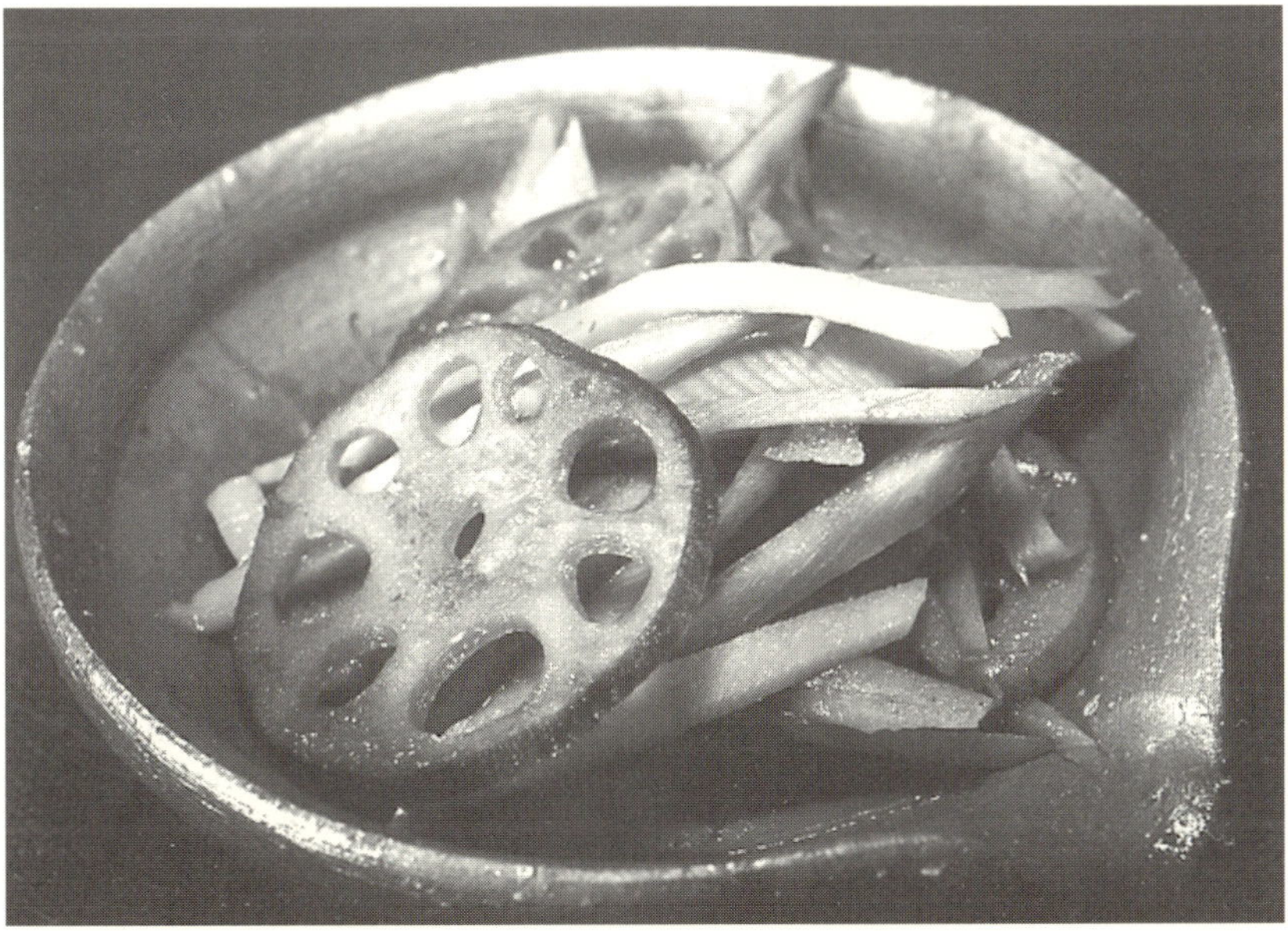

recipes

うどのごま味噌酢　春

うど……二分の一本
ねぎ……一本
天然味噌……大さじ一杯
ごまペースト……大さじ二杯
天然米酢……大さじ一杯
自然塩……少々
浄水……少量

①うどは三センチの長さの薄切りにして、ねぎは三センチの長さを縦半分に切り、それぞれさっと塩ゆでし、ざるにあげておく。
②味噌、ごまペースト、米酢を混ぜ合わせ、水を少し加えて、スプーンですくってとろっと落ちるくらいとろみをつける。
③器にうどとねぎを盛り合わせ、混ぜ合わせた味噌、ごま、米酢をかける。

たたきごぼうのごま酢和え　春

ごぼう（中）……一本
ごま油……大さじ一杯
天然醸造酢……大さじ一杯
天然醤油……大さじ二杯
切り白ごま……少々
浄水……適量

①ごぼうは浄水でよく洗い、一〇センチくらいに切り、ごま油で炒めてから圧力鍋に入れ、ごぼうがつかる程度の浄水を入れて蓋をし、強火で煮る。ふんどうが動きかけたら弱火にし、さらに五分煮て火を止め、蒸気がなくなるまで自然に放置しておく。
②ごぼうをまな板の上にのせ、すりこぎで叩き、四センチの斜切りにする。
③酢と醤油を合わせ、たたきごぼうを加え、味を十分になじませてから器に盛り、切りごまをふる。

ゆば巻き　春

干しゆば……八枚
ごぼう……八〇グラム
れんこん……八〇グラム
にんじん……八〇グラム

かんぴょう……二〇グラム
だし汁……適宜
天然醤油……大さじ一・五杯
自然塩……適宜
みりん……大さじ一杯
ごま油……大さじ二杯
浄水……適宜

①かんぴょうは塩でもみ、さっとゆがき、だし汁半カップと醤油大さじ一杯で煮て、よく味を含ませる。
②ごぼう、れんこん、にんじんは五ミリ角の拍子木に切り、ごま油大さじ二杯で炒める。もどしたゆばを二枚重ねにしてひろげ、ごぼう、れんこん、にんじんを上に置き、くるくると包み巻き、かんぴょうで結んで留める。
③鍋に並べ、かぶるくらいのだし汁を加えてひと煮立ちさせ、醤油大さじ半分、みりん大さじ一杯、塩小さじ半分を入れ、弱火でゆっくり煮含める。

春野菜の五目煮　春

キャベツ……三枚
ゆでたけのこ（穂先）……八〇グラム
きくらげ（大）……四枚
さやえんどう……三〇グラム
むきえび……一〇〇グラム
A　純米酒……大さじ一杯
　自然塩……小さじ一杯
　しょうが汁……小さじ二杯
葛粉……大さじ一杯
ごま油……大さじ二杯
純米酒……大さじ二杯
自然塩……少々
B　だし汁……五カップ
　自然塩……小さじ一杯
　葛粉……小さじ一杯
浄水……適宜

①きくらげは浄水に一時間ほどつけてもどし、石つきを取る。
②キャベツは三センチの角切り、たけのこは薄い斜め切りにする。
③むきえびはAにひたして下味をつけてから葛粉にまぶす。

④中華鍋にごま油大さじ二杯を入れて熱し、下味をつけたむきえびを炒めていったん取り出し、残りのごま油をたして、たけのこ、キャベツを炒め、次にきくらげを加えて炒め、しんなりしたら取り出したむきえびを加える。

⑤④に酒を加え、Bを合わせて全体に回しかけ、とろみがついたら、塩ひとつまみを入れた熱湯で色よくゆでたさやえんどうを飾る。

うどの梅肉漬け　春

うど……………一本
梅干し…………三個
ごま油…………大さじ二杯
A　みりん………大さじ一杯
　米酢…………大さじ一杯
　天然醤油……大さじ二分の一杯

①うどは皮をつけたまま一口大の乱切りにし、ごま油を熱して強火で手早く炒める。

②梅干しは種を取って梅肉を裏ごしにし、Aの材料とねり混ぜ、うどを加え、皿二枚を重石にして二十分くらいおいてから食べる。

ふきのとうの吸いもの　春

生のり…………大さじ二杯
ふきのとう……四個
かぶ……………二個
だし汁…………四カップ
自然塩…………適宜
天然醤油………少々

①生のりはざるの中で浄水でふり洗いし、乾いた布巾で軽く押さえて水気を取る。

②ふきのとうは花びらの部分を浄水にさらして五分ほどおき、浄水の熱湯をさっとかけ、もう一度浄水をかけ、ざるにあげておく。

③かぶは茎の部分を二センチほど残して切り落とし、縦に四等分する。浄水の熱湯に塩少々を入れた中でゆで、竹串が通るくらいのやわらかさになったら、ざるにあげて浄水をかけ、水きりする。

④だし汁を煮立て、塩小さじ一杯で調味し、醤油二〜三滴を落として香りをつける。

⑤椀にかぶを盛り、生のり、ふきのとうを形よく添え、調味しただし汁を静かに注ぎ入れる。

夏のおかず

ふきの葉の佃煮　夏

ふきの葉……一五〇グラム
純米酒……大さじ二杯
だし汁……大さじ一・五杯
みりん……大さじ一・五杯
自然塩……小さじ二分の一杯
ごま油……大さじ二杯

①ふきの葉はせん切りにし、塩ひとつまみを入れた熱湯でさっとゆでて浄水にとりよくしぼり、ごま油で炒める。
②だし汁にみりんと酒、塩を入れて煮立った中に、炒めたふきの葉を加え、汁気がなくなるまでつやよく煮あげる。

れんこんスープ　夏

玉ねぎ……一〇〇グラム
れんこん……一二〇グラム
にんじん……五〇グラム
だし汁……四カップ
ごま油……大さじ一杯
自然塩……小さじ一杯

①玉ねぎは一センチの角切り、にんじんは五ミリの角切りにし、れんこんはすりおろす。
②ごま油を熱し、玉ねぎが透き通るまで炒め、にんじんを加えてだし汁を注ぐ。
③煮立ったられんこんのすりおろしを入れてしばらく煮込み、塩で味をつける。

しいたけとたけのこ炒め　夏

干ししいたけ……十枚
ゆでたけのこ……二〇〇グラム
ごま油……大さじ二杯
天然醤油……大さじ二杯

純米酒……大さじ二杯
みりん……大さじ一杯
だし汁……一カップ
八角、葛粉……少々

①しいたけは浄水でもどして一口大のそぎ切りにする。もどした水はだし汁に使う。たけのこは斜め切りにする。
②もどししいたけとたけのこをごま油でよく炒め、酒、醤油、みりんを入れ、だし汁を注ぎ、さらに八角を加えて中火で煮込む。
③浄水での水溶き葛粉でとろみをつけて仕上げる。

鉄火煮　夏

干ししいたけ……八枚
山いも……一八〇グラム
昆布……二〇センチ
ごま油……大さじ一杯
だし汁……大さじ三杯
天然梅干し……二～三粒
天然麦味噌……五〇グラム
純米酒……大さじ一杯
天然醤油……大さじ一杯

①しいたけ、昆布はだしをとった後のものでよい。しいたけは四つ切り、山いもは乱切りにする。昆布は十分ほど蒸してやわらかくして三角に切る。
②ごま油を熱し、しいたけ、昆布を炒め、次に山いもを加えて炒める。だし汁と梅干しをちぎって加え、蓋をしないで煮る。
③昆布、山いもがやわらかくなったら、味噌、酒、醤油を加えて味つけし、煮からめる。

れんこん梅肉和え　夏

れんこん……一二〇グラム
天然梅干し……二～三粒
削り節……少々
ごま油……大さじ一杯
自然塩、天然醤油……各少々

①れんこんは薄めのいちょう切りにし、ごま油で炒めて、塩少々で味つけする。
②梅干しは種を取ってみじん切りにし、削り節、醤油

少々と混ぜ、先に作った材料と和える。

青菜の白和え　夏

青菜……一把
黒こんにゃく……二分の一枚
にんじん……一五〇グラム
A　だし汁……二分の一カップ
　みりん……大さじ一杯
　天然醤油……小さじ一杯
　自然塩……小さじ一杯
豆腐……三分の一丁
炒り白ごま……大さじ四杯
B　白味噌……大さじ二杯
　だし汁……大さじ一杯
　自然塩……小さじ半杯
自然塩……少々

①青菜は浄水の熱湯で塩ゆでし、浄水にさらし、よくしぼって三センチに切る。
②こんにゃく、にんじんとも長さ三センチ、厚さ一センチの拍子木切りにし、三分くらいゆでる。これにAの調味料を入れ、汁がなくなるまで煮て、から炒りする。
③豆腐はゆがいて布巾でしぼる。炒りごまをよくすってから豆腐を加え、なめらかになったらBの調味料を加え、さらにする。これに調理した材料を加えて和え、小鉢に盛る。
豆腐は無農薬、有機栽培の国産大豆とにがりを使用したものにする。

厚揚げの五目詰め　夏

厚揚げ……二枚
にんじん……五〇グラム
干ししいたけ……二枚
にら……二分の一把
ぎんなん……十二粒
だし汁……一カップ
天然醤油……大さじ三・五杯
みりん……大さじ一杯
純米酒……大さじ一杯
葛粉……大さじ四杯

自然塩……少々
小麦粉……適量
ごま油……適量

①厚揚げは熱湯をかけて油抜きをし、三角に二等分する。切り口の周りを二ミリほど残すようにして中身をスプーンで取り出す。
②だし汁一カップ、醤油大さじ二杯、みりん大さじ一杯、酒大さじ一杯を煮立て、厚揚げを入れてよく煮含める。
③にんじんともどしたしいたけは細いせん切り、にらは三センチの長さに切る。ぎんなんは外皮を割って塩ゆでにし、薄皮をむく。
④フライパンを熱し、大さじ一・五杯のごま油で、にんじん、しいたけを炒め、さらに厚揚げの中身、にら、ぎんなんの順に加えて炒め、醤油大さじ一・五杯、葛粉大さじ四杯、塩少々で味をととのえる。
⑤なかをくり抜いた厚揚げの中に、炒めて味をつけたものを詰め、かために溶いた小麦粉を詰め口に塗って蓋をし、フライパンにごま油を入れて口の部分を焼いてふさぎ、全体もこんがりと焼く。二つに切って盛る。

白身魚のすまし汁　夏

白身魚……二切
大根……四センチ
生わかめ……三〇グラム
だし昆布……一〇センチ
浄水……四カップ
天然醤油……少々

①白身魚（かれい、ひらめなど）は一口大のそぎ切りにする。
②大根は薄めの乱切りにする。
③だし昆布は布巾で汚れを取り、切り目を入れておく。
④鍋に大根とだし昆布を入れて火にかけ、煮立ったら昆布を取り出し、白身魚を加えて煮る。大根がやわらかくなったら醤油と塩で味つけし、わかめの小口切りを加える。ひと煮立ちしたら火を止める。

野菜とひじき煮　夏

ひじき……一〇〇グラム
れんこん……五〇グラム

にんじん……二〇グラム
枝豆……少々
だし汁……五カップ
ごま油……大さじ二杯
天然醤油……大さじ五杯
自然塩……適宜

①ひじきは浄水でもどして三センチくらいに切り、れんこんはいちょう切り、にんじんはせん切りにする。
②枝豆は浄水で塩ゆでする。
③ごま油大さじ一杯半を熱し、ひじき、れんこんを炒め、だし汁を加えて煮る。やわらかくなったら醤油を入れ、煮汁がなくなるまで煮つめる。
④別鍋でごま油大さじ半杯を熱し、にんじんを炒め、枝豆もさっと炒め塩少々をふる。これにひじき、れんこんを煮つめたものを混ぜる。

信田蒸し　夏

干しえび……大さじ二杯
枝豆……二分の一カップ
山芋……五〇グラム
無精白小麦粉……三〇グラム
油揚げ（天然豆腐）……一枚
自然塩……適宜
〈葛あん〉
　だし汁……四分の一カップ
　葛粉……小さじ一杯
　天然醤油……小さじ一杯
　みりん……小さじ一杯

①油揚げは熱湯をかけて油抜きし、長い一辺を残して三辺を切り開き、四等分する。
②干しえびはみじん切り、枝豆は浄水で塩ゆでしてすり鉢でなめらかにする。山芋も浄水でよく洗い、皮つきのまますりおろす。
③②をボールにまとめ、小麦粉小さじ半分を混ぜ合わせてよくねり四等分する。これを油揚げの幅に置き、ぐるっと巻きつける。
④蒸し器に並べて強火で二十分ほど蒸す。蒸し上がったら二つに切り、器に盛る。
⑤だし汁、醤油、みりんを火にかけ、浄水で溶いた葛粉を入れて葛あんを作り、盛った料理にかける。

かぼちゃのポタージュ　夏

かぼちゃ……三五〇グラム
玉ねぎ……一〇〇グラム
だし汁……四カップ
ごま油……大さじ二杯
自然塩……小さじ一杯
クルトン……適量

①かぼちゃは皮をむいて小さく切り、玉ねぎはみじん切りにする。
②厚手の鍋を熱し、ごま油大さじ二杯で、かぼちゃ、玉ねぎを炒め、だし汁を注いでやわらかく煮る。
③全体を煮くずしてポタージュにし、塩で味つけする。裏ごしにするとなめらかになる。
④スープ皿に注ぎ、クルトンを浮かせる。
注　クルトンはパンをさいの目に切り、ごま油できつね色に揚げて作る。

野菜ハンバーグ　夏

山いも……一〇〇グラム
玉ねぎ……五〇グラム
にんじん……五〇グラム
れんこん……五〇グラム
かぼちゃ……五〇グラム
無精白小麦粉……大さじ五杯
自然塩……小さじ三分の二杯
ごま油……適量
〈レモンソース〉
だし汁……一カップ
天然醤油……大さじ二杯
葛粉……大さじ一～一・五杯
レモン汁……小さじ二分の一杯

①玉ねぎはみじん切り、そのほかの野菜は浄水でよく洗って、そのまますり下ろす。全てボールに入れ、小麦粉を加え、塩を少しずつ加減しながら加え、とろりとさせる。
②ごま油を中温に熱し、材料をおたまなどで好みの大きさにまとめて色よくからっと揚げる。
③レモンソースはだし汁、醤油が煮立ったら葛粉を溶き入れ、火を止めてレモン汁を加えておく。
④皿に盛りつけてレモンソースを添える。

梅干し煮　夏

いわし……八尾
梅干し……四粒
穂じそ……八本
天然醤油……大さじ五杯
みりん……大さじ三杯
純米酒……大さじ一杯
番茶、自然塩……各少々

①いわしは浄水の塩水につけて尾から頭にかけて指でこすり洗いしてうろこを落とし、ざるにあげる。
②平らな鍋に醤油、みりん、酒、水洗いした梅干しを入れ、いわしを並べる。魚の生臭さを取るため、浄水で薄く入れた番茶をいわしがかぶる程度に注ぎ入れる。
③中蓋をし、中火にかけて煮立ったら弱火におとして十五～二十分ゆっくり煮含める。時々鍋をかたむけて煮汁をかける。
④少しさめたら器に盛り、残った煮汁はもう一度熱して魚にかけ、梅干し、穂じそを添える。

豆腐とわかめのすまし汁　夏

天然豆腐……一丁
もどしたわかめ……四〇グラム
だし昆布……一〇センチ
削り節……一〇グラム
木の芽……四枚
自然塩……小さじ一杯
天然醤油……少々

①鍋に浄水四杯半と切り目を入れた昆布を加えて中火にかけ、沸騰直前に昆布を取り出す。火を弱めて削り節を加え、ひと煮立ちしたら布巾でこす。
②豆腐は水きりをして一口大のさいの目に切り、わかめは食べやすい大きさに切る。
③最初に作っただし汁に塩、醤油を加えて調味し、豆腐を入れてひと煮立ちしたら、味をととのえて火を止める。
④椀に注ぎ、吸口として木の芽を添える。

とろろ汁　夏

山いも……三〇〇グラム
だし汁……一・五カップ
天然醤油……大さじ二・五杯
みりん……大さじ一杯
青のり……少々

①山いもは皮つきのまま浄水でよく水洗いしてから水気をふき、ひげ根を焼いてから、すり鉢の中にすり下ろす。
②だし汁は煮立て、醤油、みりんで調味し、ひと煮立ちさせたらよくさましておく。
③山いもをさらにすりこぎでよくすってから、完全にさめただし汁を少しずつ加えてすりのばし、玉杓子ですくえる程度までにのばす。
④これを椀に注ぎ、青のりをきれいに散らす。青のりの代わりにさらしねぎや炒りごまでもよい。

白うりの葛きり　夏

葛きり……五〇グラム
白うり……五センチ
だし汁……四カップ
梅干し（小）……一個
淡口天然醤油……少々

①葛きりはたっぷりの浄水の湯でゆで、食べよい長さに切る。白うりは半分に割って種を取り除き、薄切りにする。
②だし汁に梅干しを加えて煮立て、さらに白うりを加えて四～五分煮る。
③これに淡口醤油を少々注いで香りをつけ、味をととのえる。
④椀に葛きりを盛り、白うり、梅干しを入れ、汁をはる。

かぼちゃのおかか煮　夏

かぼちゃ……六〇〇グラム
削り節……一・五カップ
みりん……大さじ五杯
天然醤油……大さじ三・五杯
自然塩……少々

①かぼちゃは種とわたを取り、三センチの厚さのくし形に切ってから食べやすい大きさに切り揃え、ところどころ皮をむいて味の含みをよくする。
②かぼちゃを鍋に入れ、浄水二カップと削り節を入れ、落とし蓋をして煮る。沸騰したら弱火にして五分ほど煮て、みりん、塩を加えてやわらかくなるまでさらに煮る。
③竹ぐしが通るくらいになったら醤油を加え、煮汁が三分の一くらいになるまで、時々煮汁をかけて味を含ませながらゆっくりと煮る。

秋のおかず

さざれ汁

秋

芝えび……八尾
ゆで黒豆……十二粒
ゆであずき……十二粒
ぎんなん……八粒
さやいんげん……四本
山いも……五〇グラム
だし汁……四カップ
葛粉……大さじ二杯
純米酒、みりん……各大さじ一杯
自然塩……適宜
天然醤油……少々
柚子皮……少々

①芝えびは皮と背わたを取って包丁でたたき、すり鉢でなめらかになるまでする。
②これに山いもをすりこみ、葛粉、酒、みりん、塩少々を混ぜてねる。
③ぎんなんは殻をむいて塩ひとつまみを入れた浄水の熱湯でゆで、金杓子の裏でこすって薄皮を取り除き、半分に切る。
④さやいんげんは塩ひとつまみを入れた浄水の熱湯でゆで、浄水の冷水にとり、斜め切りにする。
⑤山いもを調理したものにゆでた黒豆、あずき、ぎんなんの半量を加えて混ぜ合わせる。
⑥四個のプリン型にこれを詰め、ぎんなんの残りの半

量を彩りよく表面に並べ、蒸気の立った蒸し器に入れて中火で二十分ほど蒸し、手水をかけながら型から出す。

⑦だし汁を煮立て、塩小さじ一杯弱、醤油少々を加えてすまし汁を作る。

⑧椀に蒸した物とさやいんげんを入れ、すまし汁を静かにはって柚子皮を飾る。

里いも味噌あん　秋

里いも……四個
だし汁……適量
〈味噌あん〉
天然麦味噌……大さじ三杯
みりん……大さじ一杯
ごまペースト……小さじ二杯
だし汁……二分の一カップ

①里いもは蒸して皮をむき、ひたひたのだし汁を入れ、弱火で煮る。

②鍋に味噌あんの材料を全部合わせ、弱火にかけて焦がさぬようにねり合わせる。

③器にやわらかくなった里いもを盛り、味噌あんをかける。

長寿椀　秋

生しいたけ……二枚
にんじん……七〇グラム
大根……七〇グラム
しょうが（小）……一片
油揚げ……二枚
かんぴょう……八〇センチ
天然豆腐……三分の二丁
だし汁……四カップ
天然味噌……六〇グラム
自然塩……少々
天然醤油……大さじ一・五杯
ごま油……大さじ一杯弱

①野菜は全部せん切りにする。

②油揚げは浄水の熱湯をかけて油抜きし、半分に切って裏返しにする。

③かんぴょうは四等分して塩もみし、浄水の熱湯でや

わらかくなるまでゆでる。
④豆腐は浄水で五分くらいゆで、乾いた布巾に包んで水気を軽くしぼる。
⑤鍋を熱し、ごま油を入れてしょうがを炒め、次いで他の野菜を加えて炒める。野菜がやわらかくなったら、豆腐をくずしながら加え、醤油で調味する。
⑥これを油揚げの中に詰めて、かんぴょうで中央を結ぶ。
⑦別鍋にだし汁を入れて煮立て、味噌を溶き入れて調味し、油揚げに詰めた物を十分から十五分くらい静かに煮込んで椀に盛る。

なすの味噌漬け　秋

なす……四個
自然塩……大さじ一杯
浄水……一・五カップ
白味噌……三〇〇グラム
みりん……大さじ一杯
ねりがらし……大さじ一杯

①なすはへたを取り、一口大の乱切りにし、浄水一・五カップ、塩大さじ一杯の塩水に三十分ほど漬けておく。
②白味噌にみりん、からしを加えてよくねり混ぜる。
③なすの水気をよくしぼってこれに混ぜ合わせ、密閉できる器に入れてしっかり蓋をし、四～五時間ほど漬けて味をなじませる。

ゆばシュウマイ　秋

平ゆば……三枚
天然豆腐……一丁
小えび……六〇グラム
玉ねぎ……八〇グラム
生しいたけ……二枚
葛粉……大さじ六杯
玄米粉……大さじ五杯
自然塩……小さじ三分の二杯
しょうが……少々
天然醤油……少々
ごま油……少々

①平ゆばは浄水の熱湯をかけてざるに上げ、一枚を四

等分に切る。
②豆腐は乾いた布巾に包んで十分に水をきる。小えびは殻と背わたを取り、こまかくたたいておく。
③玉ねぎ、しいたけはみじん切りにし、少々のごま油で炒めておく。
④すり鉢で豆腐と小えびをよくすり、玉ねぎ、しいたけの炒めたもの、葛粉、玄米粉、塩を混ぜ合わせ、十二等分する。
⑤手を軽く握ったくぼみの上に平ゆばをのせてくぼませ、十二等分した具をのせ、ゆばで包んでシュウマイの形にととのえ、蒸気の立った蒸し器で十五分ほど蒸す。
⑥食べるときにはしょうが醤油を添えて出す。

五色おはぎ　秋

〈三十個分〉
玄もち米……二・五カップ
玄米……三分の一カップ
あずきあん……四〇〇グラム
白あん……四〇〇グラム
葉緑素粉末……適量
黒ごま……大さじ二杯
きな粉、胚芽粉……各大さじ一杯
黒砂糖、自然塩……各少々

①玄もち米と玄米を洗って圧力釜に入れ、三カップの浄水と塩少々を加え、圧力釜の説明書の時間で炊く。炊きあがった御飯は、すりこぎで半つきにつぶし、三十個に分け、俵形に握る。
②白あんは半分に分け、半分に葉緑素粉末を混ぜ、緑あんにする。白あん、緑あんそれぞれ六個に分ける。
③あずきあんは十八個に分け、その中の十二個は中に入れるので少なめにする。
④ぬれ布巾を手にひろげ、あんを平らな楕円形にのばし、上に御飯をのせ、茶巾しぼりの要領で布巾をまるめてしぼる。
⑤少ないあずきあんは御飯の中に入れて丸め、六個分は上からきな粉と胚芽粉、塩少々を混ぜたものをまぶし、残りの六個はすった黒ごまに塩と黒砂糖を少々混ぜたものをまぶす。

〈あずきあん〉
あずき……一カップ

黒砂糖……適量
自然塩……少々

①あずきは三倍の浄水で、ときどき差し水をしながら、やわらかくなるまで煮る。
②やわらかくなったら、あずきの二分の一の量の黒砂糖を加え、三十分ほど煮て、好みの甘さに加減する。
③味がついたら塩少々を加えて、汁がなくなるまで煮る。
④熱いうちに木べらでねりつぶしてあんにする。

〈白あん〉

白いんげん……一カップ
蜂蜜……適量
自然塩……少々

①白いんげんは一晩浄水にひたし、たっぷりの浄水で落とし蓋をし、差し水をしながらやわらかく煮る。
②やわらかくなったら、白いんげんの二分の一の量の蜂蜜を加えて、さらに三十分ほど煮て甘みを調節する。
③味がついたら仕上げに塩少々を入れて、汁がなくなるまで煮る。
④熱いうちに木べらでねりつぶしてあんにする。

八幡巻き　秋

ごぼう……五〇グラム
にんじん……五〇グラム
生ゆば……四枚（一〇センチ幅一五センチ長）
かんぴょう……十二本（一〇センチ）
だし汁……適量
純米酒……小さじ二杯
淡口天然醤油……小さじ一杯
A　だし汁……一カップ
淡口天然醤油……大さじ二杯
みりん……大さじ一杯

①ごぼう、にんじんは長さ三センチの細い拍子木切りにし、材料がかぶるくらいのだし汁と分量の酒、淡口醤油で下煮する。
②かんぴょうは水にひたしてもどしておく。
③生ゆばをひろげ、ごぼう、にんじんを並べて端から巻き、もどしたかんぴょうで三ヵ所結んで留める。
④厚手鍋にAを煮立て、ゆばで包んだ材料を並べて落とし蓋をし、弱火で静かに煮含める。
⑤三等分に切り分け、器に盛る。

白身魚汁　秋

白身魚……一二〇グラム
干ししいたけ……二枚
ねぎ……六センチ
だし汁……五カップ
葛粉……適宜
淡口天然醤油……大さじ二杯
純米酒……大さじ二分の一杯
ごま油……小さじ二杯
米酢……小さじ少々
自然塩……少々

①白身魚は一センチの角切りにし、塩少々をふってから葛粉少々をまぶしておく。
②干ししいたけは浄水でもどして一センチの角切りにする。
③鍋にだし汁を煮立て、魚としいたけを入れ、沸騰したら酒、淡口醤油で調味し、葛粉大さじ二杯を浄水で溶き入れてとろみをつけ、ひと煮立ちさせてからごま油、米酢を落として火を止める。
④器に盛り、ねぎを刻んで散らす。

味噌田楽　秋

里いも……四個
こんにゃく……一枚
黒ごま……大さじ四杯
天然味噌……六〇グラム
だし汁……二分の一カップ
みりん……大さじ四杯
柚子皮……少々

①里いもは蒸して皮をむく。こんにゃくは浄水で水から三十分ゆでて八等分に切る。
②黒ごまは炒ってからすり鉢ですり、味噌を加えてさらにすったら、みりん、だし汁を加えてすりのばし、小鉢に移す。
③これを弱火にかけ、とろみをつけるようにねりあげる。
④器に里いも、こんにゃくを盛り、小鉢に移しておいたごま味噌をかけ、柚子皮を飾る。

えのきだけのぬた

秋

えのきだけ……一袋
生わかめ……三〇グラム
天然麦味噌……大さじ二・五杯
みりん……大さじ二杯
だし汁……大さじ二杯
米酢……大さじ一杯
天然醬油……小さじ二分の一杯
自然塩……少々

①えのきだけは根もとを切り落とし、半分に切り、塩ひとつまみを入れて熱湯でさっとゆで、ざるに上げておく。
②生わかめは浄水の熱湯と浄水を交互にかけて塩抜きし、水気を切って一口大に切る。
③鍋に味噌、みりん、だし汁を合わせ、火にかけてねり、火を止めてから米酢を加え、醬油で味をととのえる。

きすのから揚げ

秋

きす干もの……四枚
ごぼう（細）……一本
ゆば……八枚
青唐辛子……八本
自然塩……少々
ごま油……適量

①ごぼうは泥を落として浄水でこすり洗いして水気をふき、斜め薄切りにし、盆ざるにひろげて一時間ほど陰干しにする。
②ごま油を低温で熱し、陰干ししたごぼうを入れて箸で混ぜ、色づいてきたら火を強めてさっと揚げ、鍋から出して熱いうちに塩少々をふっておく。
③次にごま油を中温にして、きす、ゆば、青唐辛子を揚げ、ゆばと青唐辛子に塩少々をふる。
④器に紙を敷いて盛りつける。

里いものあめ炊き

秋

里いも……四〇〇グラム

ごま油……適量
米あめ……大さじ三杯
白ごま……大さじ二杯
天然醤油……大さじ一・五杯

①里いもは皮をこそげ取って浄水で洗い、くし形に切って乾いた布巾で水気をふく。
②ごま油を熱し、里いもをきつね色に揚げておく。
③米あめと醤油を鍋に入れて弱火にかけ、木べらで混ぜ合わせ、煮つまったら揚げた里いもを加えてから め、白ごまを炒ってまぶしつける。

銀糸揚げ　秋

里いも（大）……五個
干ししいたけ……三枚
三つ葉……三〇グラム
柚子皮……三分の一個分
春雨……三分の一袋
だし汁……適量
ごま油……適量
自然塩……少々
天然醤油……少々

①里いもを浄水でよく洗い、皮つきのままやわらかくなるまで蒸し、皮を取ってすりばちでつぶし、塩少々を混ぜ合わせる。
②しいたけは浄水でもどして石づきを取り、ひたひたのだし汁を加えてやわらかく煮、醤油を加えて薄味をつけ、みじん切りにする。
③三つ葉と柚子皮はみじん切りにする。
④つぶした里いもにしいたけ、三つ葉、柚子皮のみじん切りを混ぜ合わせ、八等分して丸める。
⑤春雨を一センチの長さに切りこれにまぶしつけ、一八〇度のごま油で揚げる。このとき春雨が雪のようにふわっとなって色づかない程度に揚げる。

納豆そば　秋

手打ちそば……四玉
納豆……二包
ねぎ……三分の一本
だし汁……四カップ
天然醤油……二分の一カップ

みりん……………………大さじ二杯
青のり粉………………大さじ一杯
もみのり…………………一枚分
①納豆はあらく刻んでボールに入れ、ねぎのみじん切りと醤油大さじ一杯半を加えてよく混ぜ合わせておく。
②鍋にだし汁を煮立て、残りの醤油とみりんを加えて調味する。
③そばはたっぷりの浄水の熱湯にさっと通し、水気をきってどんぶりに一玉ずつ入れる。
④そばの上に納豆を盛り、作っておいただし汁を熱くして注ぎ、青のりともみのりを散らす。

きぬた巻き　秋

大根………………………五センチ
にんじん…………………五センチ
赤じそ塩漬け……………一枚
平ゆば……………………一枚
自然塩……………………少々
①大根、にんじんはそれぞれ桂むきにし、塩少々をふってしんなりさせる。
②平ゆばは浄水の温湯をかけてもどし、長さを半分に切ってざるに上げる。
③大根、にんじんの水気をふき、大根は二〇センチの長さ、にんじん、赤じそは一〇センチの長さにして大根の上に重ね、芯にゆばを丸めて置き、手前からくるくると巻いて、布巾に包んで形をなじませる。これをもう一本作り、二・五センチ幅くらいに切り分けて、切り口を上にして器に盛る。

ざくろ豆腐　秋

豆腐………………………二丁
小えび……………………八尾
A　純米酒………………大さじ二分の一杯
　自然塩…………………小さじ二分の一杯
さやいんげん……………三〇グラム
ぎんなん…………………四粒
B　だし汁………………一カップ
　天然醤油………………小さじ一杯
自然塩……………………小さじ二分の一杯

葛粉……小さじ一杯
自然塩……適宜
さらし布……一五センチ四方四枚

①小えびは殻と背わたを取り、二つに切ってAをふる。
②ぎんなんは外皮を割って、塩ひとつまみを入れた浄水の熱湯でゆで、金杓子の背でこすりながら薄皮をむく。
③さやいんげんは塩をひとつまみ入れた浄水の熱湯で色よくゆでて水に取り、斜め切りにする。
④豆腐は水きりしてすり鉢ですりつぶし、塩少々を混ぜる。
⑤湯飲み茶碗に布をかぶせ、この中に豆腐を四等分して入れ、四方の角をつまんで包み輪ゴムで止める。これを四個作る。
⑥蒸気の立った蒸し器で五~六分間弱火で蒸し、取り出してさます。布をはずすと中身がザクロ形に固まっている。
⑦Bを小鍋で煮立て、倍量の浄水で溶いた葛粉を加えてとろみをつける。
⑧器に蒸した豆腐とさやいんげんを盛り、とろみをつけただし汁をかける。

かぶの葉炒め　秋

かぶの葉……五〇グラム
油揚げ……一枚
ごま油……大さじ二杯
天然醤油……大さじ一杯
自然塩……少々
みりん……少々

①かぶの葉は塩ひとつまみを加えて浄水の熱湯でさっとゆで、浄水の冷水に取って水気をしぼり、三センチの長さに切る。
②油揚げは浄水の熱湯をかけて油抜きし、縦半分に切って小口から細切りにする。
③フライパンを熱し、ごま油でかぶの葉と、油揚げを炒め、醤油大さじ一杯とみりんで調味する。

豆腐と白身魚の信田巻き　秋

豆腐……二分の一丁
白身魚……一五〇グラム
ほうれん草……二分の一把

さやいんげん……六本
にんじん……二分の一本
油揚げ……三枚
葛粉……適宜
純米酒……大さじ一杯
しょうが汁……小さじ一杯
自然塩……適宜
〈煮汁〉
だし汁……一カップ
みりん……大さじ一・五杯
純米酒……大さじ二分の一杯
天然醤油……小さじ二杯
自然塩……小さじ三分の一杯

①ほうれん草は塩ひとつまみを加えた浄水の熱湯でゆでて浄水に取り、水気をしぼって三～四センチの長さに切っておく。
②豆腐は水気をきっておく。
③白身魚はこまかく刻んですり鉢ですり、豆腐を加えてさらにすってなめらかにし、しょうが汁、酒大さじ一杯、塩小さじ半杯を加えて調味し、さらに葛粉大さじ二杯を加えて十分にすり混ぜ、三等分する。
④さやいんげんは斜め五ミリ幅に切り、塩ひとつまみを入れた浄水の熱湯でさっとゆでる。にんじんは五ミリ角の棒状に切り、塩ひとつまみを入れた浄水の熱湯で、やわらかくなるまでゆでる。
⑤油揚げは浄水の熱湯を通して油抜きし、三方を切って開く。巻きすの上に油揚げの裏を上にして置き、葛粉少々をふって、三等分した白身魚を油揚げの手前三分の二くらいまで平らにのばし、切った野菜を芯にして巻きこむ。
⑥巻き終わりを下にして皿に並べ、蒸し器に入れて弱火で十五分ほど蒸す。
⑦鍋に煮汁の材料を合わせて煮立て、蒸したものを並べて入れ、静かに十五分ほど煮て取り出し、残りの煮汁に少々の水溶き葛粉を加えてとろみをつける。
⑧斜め二つ切りにし、切り口を上にして器に盛り、ほうれん草を添えて、とろみをつけたつけ汁をかける。

白身魚のつみれ汁　秋

白身魚……二五グラム
A　葛粉……大さじ二杯

無精白小麦粉……大さじ二杯
だし汁……大さじ二杯
純米酒……大さじ一杯
しょうが汁……小さじ二杯
だし汁……四カップ
天然味噌……大さじ四杯
米酢……少々
ねぎ（細）……一本

①白身魚はすり鉢ですり、Aの材料を加えてなめらかになるまでさらにすり、八等分してまとめる。
②だし汁を煮立て、八等分した白身魚を加えて五～六分煮込む。
③火が通ったら、味噌を溶き入れ、生臭みを消すため米酢を一～二滴落とす。
④ねぎを小口切りにして加え、火を止める。

白菜の信田巻き　秋

白菜……六枚
油揚げ……四枚
にんじん……二本
昆布……四～五センチ
かんぴょう……一メートル
A　純米酒……大さじ二杯
　みりん……大さじ一杯
　天然醤油……大さじ一杯
B　天然醤油……大さじ一杯
　自然塩……少々
柚子皮……少々

①白菜は浄水の熱湯でゆで、しんなりさせて水気をきる。
②油揚げは長い方の一辺を残してまわりを切り、浄水の熱湯に通して油抜きをする。
③にんじんは一センチ角の棒状に切り、浄水の熱湯でさっとゆでておく。
④油揚げを破らないようにひろげ、白菜三枚を葉、茎交互に平らに並べ、その上にもう一枚油揚げを重ねる。にんじん三～四本を芯にしてのり巻きのように巻き、もどしたかんぴょうで三～四ヵ所結ぶ。これを二本作る。
⑤昆布は一口大に切り、かぶるくらいの浄水でやわらかく煮る。

⑥昆布が煮えたら油揚げで巻いたにんじんを並べて入れ、Aの調味料を加えて中火で二十分ほど煮込み、Bも加えてやわらかく煮る。
⑦適宜に切り分け、切り口を上にして器に盛り、昆布と柚子皮を添える。

石垣かぼちゃ　秋

かぼちゃ……六〇〇グラム
だし汁……二分の一カップ
みりん……大さじ三杯
天然醤油……小さじ一杯
自然塩……小さじ二分の一杯
炒り白ごま……少々

①かぼちゃは皮をところどころむき、種を取って五センチ角に切る。
②厚手鍋に並べ、だし汁、みりんを加えて煮立て、落とし蓋をして弱火でやわらかく煮る。さらに醤油、塩を加え、汁気がなくなるまで煮て火を止める。
③巻きすをぬらし、かぼちゃをきっちり並べて、かまぼこ状に押しつけてさましておく。
④食べやすい大きさに切り、切り口を上にして盛り、炒りごまを散らす。

切り干し大根の五目炒め煮　秋

切り干し大根……一五〇グラム
大豆……二分の一カップ
にんじん……一本
生しいたけ……五枚
昆布……一〇センチ
だし汁……二カップ
ごま油……大さじ三杯
天然醤油……大さじ三杯
みりん……大さじ二杯

①大豆は一晩浄水につけておき、やわらかくゆでる。
②切り干し大根は浄水で洗って食べやすい長さに切る。
③にんじんは小さめの乱切り、しいたけはそぎ切り、昆布は細切りにする。
④ごま油を熱し、切り干し大根、にんじん、しいたけ、昆布を炒め、油が全体になじんだら大豆を加え、だし汁、醤油、みりんを加えて弱火で三十分ほど煮含

める。

ちゃんこ鍋　秋

かき（むき身）……十二個
はまぐり（殻つき）……八個
生しいたけ……八枚
豆腐……二丁
糸こんにゃく……二〇〇グラム
ごぼう……二本
にんじん……一本
白菜……二分の一株
ねぎ……二本
だし汁……七カップ
天然醤油……四分の三カップ
みりん……四分の一カップ
自然塩……少々

①かきのむき身、はまぐりは殻つきのまま浄水の塩水できれいに洗い、ざるに上げておく。
②生しいたけは浄水で洗って石づきを取り、豆腐は一口大の角に切る。
③糸こんにゃくは食べやすい長さに切り、浄水の熱湯でゆで水気をきる。
④ごぼうは浄水を使いたわしでこすり洗いし、ささがきにする。にんじんは五センチの厚さの輪切り、白菜は縦二つに切り分け、四センチの長さに切る。ねぎは四センチの長さのぶつ切りにする。
⑤土鍋にだし汁と醤油、みりんを入れ、ごぼう、糸こんにゃくを二～三分煮たら、生しいたけ、にんじんの順に加えてやわらかく煮る。
⑥野菜が煮えたらはまぐりを加え、貝の口が開いたら豆腐、ねぎ、最後にかきを入れ、火が通るまで煮る。

厚揚げのおろし煮　秋

厚揚げ……二枚
大根……二〇〇グラム
ねぎ……二〇グラム
A　だし汁……一カップ
　天然醤油……大さじ二杯
　みりん……大さじ二杯

①厚揚げは浄水の熱湯をかけて油抜きし、各々八つに

切る。
②大根はおろし、ねぎは小口から薄切りにする。
③Aの調味料を煮立て、厚揚げを並べて中火で六〜七分煮たら大根おろしを加え、さらに一〜二分煮て味を含ませる。
④器に盛り、ねぎを天盛りにする。

里いもとひじきの煮もの　秋

里いも……二五〇グラム
ひじき……八〇グラム
油揚げ……二枚
だし汁……一・五カップ
ごま油……大さじ三杯
みりん……大さじ三杯
天然醤油……大さじ六杯

①里いもは皮をこそげ取り、五ミリの厚さの輪切りにする。
②ひじきは浄水で水洗いしてざるに上げ、十分ほどおき、しんなりしたら食べやすい長さに切る。油揚げは浄水の熱湯で油抜きし、一センチ幅で三センチの長さに切る。
③鍋を熱してごま油でひじきと油揚げを炒め、だし汁と調味料を加えてから里いもを入れ、二十分くらい煮る。途中、上下に返して味を平均に含ませる。

黒豆昆布　秋〜冬

黒豆……一カップ
昆布……黒豆の一割
浄水……三カップ
自然塩……小さじ二分の一杯
天然醤油……大さじ一・五杯

①黒豆は洗ってから一晩浄水につけ、ざるに上げておく。昆布は乾いた布巾でさっとふき、一センチ角くらいに切る。
②圧力鍋に黒豆と昆布、浄水、塩、醤油を入れ、蓋をして中火で沸騰したら圧力鍋の説明書に従って煮る。

かき豆腐　秋〜冬

豆腐……二丁

かき……十個（小さいものなら二十個）
だし昆布……適量
天然名古屋みそ……二〇〇グラム
玉子の黄味……一個
純米酒……二分の一カップ
蜂蜜……大さじ四杯
しょうが……適量

①はじめに味噌を炊く。味噌と玉子を混ぜ合わせ、蜂蜜大さじ四杯、酒二分の一カップを入れて弱火にかけ、しゃもじで焦げないように気をつけて、かき混ぜながら炊きあげる。
②かきは浄水でよく洗って、ざるに上げておく。
③浄水を入れた鍋にだし昆布を敷き、半分に切った豆腐を入れる。これを中火にかけて、豆腐がことことおどりはじめたら、かきを入れる。
④かきを入れて火が通ったら火を止め、すぐに豆腐を器にすくい上げる。汁が入るとまずくなるので、じゅうぶんに汁気をきっておく。
⑤この上にかきを一人前ずつのせて、上から味噌をかける。好きな人はおろししょうがをのせる。

かに入り豆腐の吉野汁　秋〜冬

豆腐……一丁
かに……正味で二〇〇グラム
玉子（小）……二個
ねぎ、しょうが……少々
片栗粉……大さじ一杯
自然塩……小さじ一杯
蜂蜜……小さじ一杯
〈だし〉
だし汁……五〜六カップ
自然塩……小さじ一杯
天然醤油……小さじ二杯
純米酒……大さじ二杯
片栗粉……小さじ三杯

①豆腐を布巾で包み、まな板を斜めにした上にのせる。上から重いもので押して、ポロポロになるくらいまで、しっかり水をきる。
②これをすり鉢にとって、裏ごしするくらいの気持で、できるだけよくする。すれたら玉子を割りこんで、もう一回すりこむ。

③片栗粉大さじ一杯をふりこみ、塩小さじすり切り一杯、蜂蜜小さじ一杯を入れて、全体によくかき混ぜ味をつける。

④かには殻から身をほぐす。かに缶だったら骨と筋を取ってから身をくずし、混ぜ合わせる。

⑤フライパンに油を入れ熱くして、これを少しずつ手でつまんで落としてゆく。

⑥軽くきつね色に揚がってきたら上げる。

⑦昆布で取っただしをカップ六～五杯用意して、塩小さじ一杯、醤油小さじ二杯で味をつけ、酒大さじ二杯を加え、火を一度強くして沸いてきたら中火に落とす。

⑧片栗粉小さじ三杯を、大さじ二杯の浄水で溶いて入れる。

⑨ここに揚げただんごを入れて、煮たったらすぐ火を止める。煮すぎると、すぐベロベロになるので注意する。

⑩一緒に食べられない人の分は、汁も実も別に分けて、そのつど煮る。
いただくときは、上からさらしねぎ、おろししょうがをしぼるかのせる。

豆腐のハンバーグふう　秋～冬

かにの身……二〇〇グラムくらい
木綿豆腐……二丁
生しいたけ（中）……十個
三つ葉、青ねぎ……適量
しょうが……適量
ごま油……適量
玉子……二個
自然塩……小さじ一杯
〈天つゆ〉
　みりん……二分の一カップ
　天然醤油……二分の一カップ
　だし……二分の一カップ
　大根おろし……一カップ

①豆腐を布巾に包んで、まな板をのせて二十～三十分そのままにして、水をきっておく。豆腐の大きさにもよるが、水気をしぼって三五〇グラムくらい。

②これをすり鉢にとって、よくすりつぶす。すれたら玉子を一個割り入れ、よくすってからもう一個玉子を入れ、すっかりすれたら塩を小さじすり切り一杯

入れる。
③中に入れる野菜は、青ねぎは一センチに、三つ葉は葉先をとって二〜三センチにそれぞれ切る。生しいたけはできるだけ薄切りにして、じくもこまかく刻んでおく。
④豆腐の中にかにをほぐして入れ、つづいて刻んだ野菜を入れてよく混ぜ合わせる。
⑤手に油をぬって、これをおにぎりよりは少し平たい感じに丸める。だいたい十個ぐらいとれる。
⑥フライパンに油を少し多めに入れて、油が熱くなったら丸めた豆腐を入れ、火を弱めにして、気長にゆっくり焼く。
⑦ひっくり返し、ひっくり返しして、両面にすっかり焼き色がつくまで焼く。
⑧先に天つゆを作る。みりんカップ二分の一杯を煮切って、そこへしょう油カップ二分の一杯を加えて煮る。煮上がってきたら、だしをカップ二分の一杯加えてのばし、大根おろしをカップ一杯ぐらいおろし、水気を軽くしぼって天つゆに入れ、煮上がってきたら火をとめる。
器に盛り、天つゆをたっぷりかけて上からおろしし

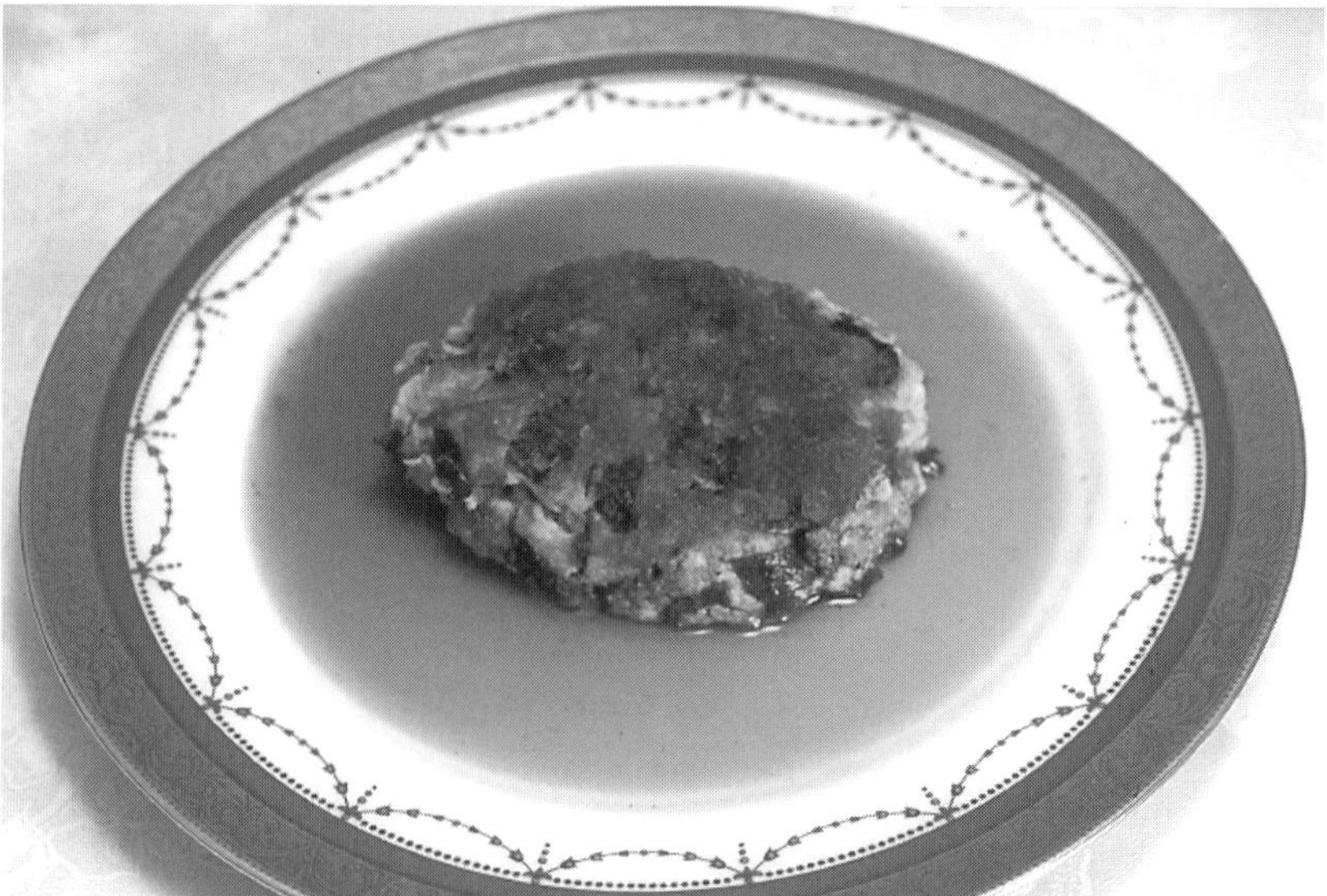

ようがをのせる。

冬のおかず

れんこんボール　冬

れんこん……一五〇グラム
にんじん……五〇グラム
玉ねぎ……七五グラム
ごま油……小さじ二分の一杯
自然塩……小さじ一杯
地粉……適量
揚げ油（ごま油）……適量

①玉ねぎはみじん切りにし、油で炒めて塩味をつける。
②にんじん、れんこんはすりおろし、玉ねぎと合わせ、その四分の一の量の地粉と塩少々を加えて混ぜ、三～四センチ大のボールにする。
③これを油で揚げる。

山の幸鍋　冬

里いも……二五〇グラム
大根……二〇〇グラム
にんじん……七センチ
ごぼう……一本
黒こんにゃく……二分の一枚
せり……一把
ねぎ……二本
しめじ……二束
えのきだけ……二束
玄米もち……八切れ
柚子皮……二分の一個分
だし汁……六カップ
自然塩……小さじ一杯
天然醤油……適量
純米酒……少々

①里いもは、皮をこそげ取って浄水で洗い、厚めの輪切りにする。
②大根、にんじんはいちょう切り、ごぼうはささがきにする。

③黒こんにゃくは、手で一口大にちぎる。
④せりは四～五センチの長さに切り、ねぎは斜め切りにする。
⑤しめじ、えのきだけは、浄水でよく洗って根もとを切り、小房に分けておく。
⑥玄米もちはほどよく焼く。
⑦土鍋にだし汁をはって火にかけ、塩、醤油、酒を加えて、吸いものより少し濃いめに味をととのえる。
⑧この中に材料を入れ、静かに煮る。柚子皮のせん切りを散らし、煮えたものから食べる。

れんこんとあずき煮　冬

あずき……一カップ
れんこん……二五〇グラム
ごま油……大さじ一杯
自然塩……大さじ二分の一杯

①あずきは浄水で洗ってから三倍の浄水を加えて火にかける。煮立ってきたら火加減を弱くして、二十五分くらい煮る。
②れんこんは一口大の乱切りにして、ごま油で炒めておく。
③あずきに炒めたれんこんを加えて煮る。煮汁が少なくなったら水を差す。
④あずきがやわらかく煮えたら塩を加え、全体を混ぜて味をととのえる。

かぶスープ　冬

かぶ……五株
道明寺粉……大さじ五杯
だし汁……大さじ五杯
きくらげ……大さじ一杯
葛粉……大さじ六杯
自然塩……少々
〈スープ〉
だし汁……四カップ
自然塩……小さじ一杯
こしょう……少々

①かぶは裏ごし器の上にすりおろして、自然に水気をきる。
②道明寺粉に同量の熱しただし汁を注ぎ、蓋をして蒸

らしておく。

③きくらげは浄水のぬるま湯でもどして浄水で洗い、石づきを取り、あらいみじん切りにする。

④以上の材料を合わせた中に葛粉と塩を加えて混ぜ合わせ、二十等分してだんごに丸め、浄水の熱湯で静かにゆでる。

⑤スープ用のだし汁四カップを煮立て、塩、こしょうで調味してスープ皿に注ぎ、ゆでただんごを浮き実にする。

焼き厚揚げ　冬

厚揚げ……二枚
白ごま……大さじ一杯
天然赤味噌……大さじ一・五杯
天然白味噌……大さじ一・五杯
みりん……大さじ四杯

①白ごまを香ばしく炒り、まな板の上に乾いた布巾を敷き、その上で炒ったごまを刻み、切りごまを作る。

②小鍋に赤味噌と白味噌、みりんを合わせて弱火にかけ、とろりとするまでねり混ぜ、切りごまを加える。

③厚揚げは浄水の熱湯をかけて油抜きし、よく熱した焼き網にのせて、ほどよい焦げめがつく程度に焼く。

④熱いうちに四等分に切り、ごま味噌をぬってオーブントースターで一〜二分焼く。

かぶら蒸し　冬

かぶらのおろし……一〇〇グラム
山いも……一〇〇グラム
A　だし汁……二カップ
　天然醤油……大さじ二杯
　自然塩……小さじ二分の一杯
コーフー……一〇〇グラム
干ししいたけ……二枚
生わかめ……六〇グラム
三つ葉……八本
柚子皮……少々
だし汁……適宜
天然醤油……適宜
みりん……適宜
ごま油……適量

①山いもはすり鉢にこすりつけておろし、なめらかになるようにすりこぎでする。
②かぶは裏ごし器の上にすりおろして、自然に水気をきる。
③Aを合わせて火にかけ、ひと煮立ちしたら火を止めてさましておく。
④山いもとかぶを混ぜ合わせ、Aを少しずつ加えてのばす。
⑤コーフーはそぎ切りにし、ごま油で揚げてから、だし汁一カップ、醤油大さじ二杯で煮含めておく。
⑥しいたけは水にもどし、そぎ切りにし、コーフーと同じ割合のだし汁、醤油、みりんで煮て味をつける。
⑦わかめは塩抜きしてこまかく刻む。
⑧蓋のできる器にコーフー、しいたけ、わかめを入れ、山いもとかぶの入っただし汁を上から静かに注ぎ入れ、蓋をして中温の蒸し器に入れて十五分蒸す。蒸し上がったら柚子皮のせん切りと結び三つ葉を飾る。

〈コーフー〉

コーフー粉……五〇〇グラム
無精白小麦粉……一五〇グラム
自然塩……少々
浄水……八カップ

①ボールにコーフー粉、小麦粉、塩を入れ、浄水八カップを注いで混ぜ、全体をなじませる。深めのざるにぬれ布巾を敷き、これを流しこむ。
②湯気の立った蒸し器に入れ、強火で一時間～一時間三十分ほど蒸す（大きな蒸しパンのようになる）。

注　コーフー粉は自然食品店で売っている。小麦粉を布に包んで、洗い流したときに残る蛋白質の塊をグルテンまたは麩質という。これを乾燥させて粉末にしたものがコーフー粉。

やつがしらの炒め煮　冬

やつがしら……二個
ごま油……大さじ三杯
だし汁……一・五カップ
みりん……大さじ二杯
天然醤油……大さじ二杯
自然塩……少々

①やつがしらは一口大の乱切りにする。
②厚手鍋を熱して、やつがしらをごま油で炒める。強

火で炒めるので焦げつかないよう注意する。
③これにだし汁を加え、中火にして煮る。やつがしらに八分どおり火が通ったら、調味料を入れ、味がしみるまで煮詰める。

山いものふくめ煮　冬

山いも……六〇〇グラム
だし汁……二・五カップ
純米酒……大さじ三杯
アカシア蜂蜜……小さじ五杯
自然塩……小さじ三分の二
さやえんどう……少々

①山いもは三～四センチの長さの輪切りにして皮をむき、面取りして、厚手鍋に並べるように入れる。
②これにだし汁と酒を入れ、落とし蓋をして、中火でゆっくり煮る。
③山いもに竹串を刺してみて、すっと刺さり、少し割れ目ができるくらいに煮えたら蜂蜜を入れる。さらに二～三分煮て塩を加え、煮汁が少なくなるまで煮含める。
④これを小鉢に盛り、塩ひとつまみを入れた浄水の熱湯でさっとゆで、浄水にとって色よくゆでたさやえんどうを添える。
注　山いもの皮は、かき揚げなどに利用するとよい。

かぶの印籠蒸し　冬

かぶ……大四個
コーフー……一〇〇グラム
にんじん……八〇グラム
干ししいたけ……四枚
生わかめ……三〇グラム
A　純米酒……大さじ一杯
　みりん……小さじ二杯
　天然醤油……大さじ一杯弱
自然塩……少々
ごま油……大さじ二杯
葛粉……適量
だし汁……適量
天然醤油……少々
自然塩……少々

柚子皮……四分の一個分

①かぶは上下を切り落とし、皮を厚めに八角にむく。くりぬき器かスプーンで、周囲を一センチ残して内部をくりぬき、塩少々を加えただし汁でかたゆでしておく。

②コーフー（「かぶら蒸し」二〇七ページ参照）、にんじん、浄水でもどしたしいたけ、かぶのくりぬいた中身は五ミリのさいの目に切り、ごま油で炒めてAで味をつける。

③生わかめは、浄水の湯と水を交互にかけて塩抜きし、ごま油で炒めた材料に混ぜる。

④これをかぶのくりぬいた内側に葛粉をふって詰め、皿に並べて沸騰した蒸し器に入れ、布巾をかけ、蓋をずらして中火で十五分蒸す。

⑤蒸し上がったかぶを器に盛る。皿に残った蒸し汁と、かぶをゆでた汁少々を合わせ、醤油を適宜加えて煮立て、水溶き葛粉を入れてとろみをつけたたれをかけ、柚子皮のみじん切りを散らす。

炒り豆腐　冬

豆腐……二丁
にんじん……一〇〇グラム
ごぼう……一〇〇グラム
れんこん……一〇〇グラム
ごま油……大さじ三杯
みりん……大さじ四杯
自然塩……小さじ二杯
天然醤油……小さじ四杯

①豆腐は浄水の熱湯にさっと通し、布巾に取ってあらくほぐし、水気を軽くきる。

②にんじんはせん切り、ごぼうはささがき、れんこんは縦に四つ割りにして薄く切る。

③鍋にごま油を熱し、ごぼう、れんこん、にんじんの順に炒め、ほぐした豆腐を加えて炒め、みりん、塩、醤油を入れて炒り煮する。

けんちんそば　冬

手打ちそば……四玉

ごぼう（小）……一本
干ししいたけ……二枚
にんじん……三分の一本
ねぎ……一本
豆腐……二丁
ごま油……大さじ一杯
だし汁……四カップ
そば粉……大さじ一・五杯
みりん……小さじ一杯
天然醤油……大さじ二杯
自然塩……少々
粉ざんしょう……少々

①ごぼうは皮つきのままささがきにし、浄水でもどしたしいたけはせん切り、にんじんは三センチの長さのせん切りにする。ねぎは斜め薄切りにする。
②豆腐はこまかくくずしてざるに上げておく。
③そばはたっぷりの浄水の熱湯でゆで、浄水に取り、水きりをしておく。
④鍋にごま油を熱し、ごぼう、しいたけ、にんじんの順に炒め、さらに豆腐を加えて炒める。
⑤だし汁を加え、野菜がやわらかくなるまで煮たら、そば粉を水溶きして加え、みりん、醤油、塩で調味する。
⑥これにそばをほぐして入れ、ひと煮立ちしたらねぎを加えて火を止める。
⑦器に盛り、薬味に粉ざんしょうをふりかける。

かぶらの蒸し葛あんかけ　冬

かぶ……五個
A　葛粉……大さじ二・五杯
純米酒……小さじ二杯
自然塩……小さじ一杯
ぎんなん……八粒
干ししいたけ……四枚
グルテンミート……八〇グラム
うず巻き麩……十二個
三つ葉……四本
柚子皮……少々
〈葛あん〉
だし汁……一・五カップ
みりん……大さじ一杯

純米酒……大さじ一杯
天然醤油……大さじ二杯
葛粉……大さじ一杯
天然醤油……大さじ一・五杯
みりん……大さじ一杯
自然塩……少々

①かぶはすりおろし、Aを混ぜ合わせる。
②ぎんなんは外皮を割って実を出し、塩少々を加えた浄水の湯でゆで、薄皮を取る。
③しいたけはもどして石づきを取り、ひたひたの浄水でやわらかく煮、醤油、みりんで薄味をつける。
④三つ葉はさっと浄水の熱湯をかけてしんなりさせ、結んでおく。
⑤葛あんは調味料を合わせて弱火にかけ、ゆっくりと火を通してとろみをつける。
⑥グルテンミートは一口大のそぎ切りにする。
⑦それぞれの器にグルテンミートを盛り、しいたけ、麩、ぎんなんを添えてかぶのすりおろしをかけ、蒸し器に入れて蓋をし、十五分ほど中火で蒸す。
⑧蒸し上がったら、葛あんをかけ、三つ葉結びと柚子皮のせん切りを飾る。

注　小麦粉を布で包んで洗い流したときに残る蛋白質の塊をグルテンといい、これに大豆蛋白と玉ねぎなどの香味野菜を加えて肉風に加工して缶詰にしたものがグルテンミート。

白魚の茶碗蒸し　冬

白魚……一〇〇グラム
大和いも……三〇〇グラム
A　だし汁……三カップ
　葛粉……大さじ二杯
　自然塩……小さじ二杯
　天然淡口醤油……小さじ一杯
　みりん……大さじ一杯
B　天然醤油……小さじ二杯
　みりん……小さじ一杯
　自然塩……小さじ四分の一杯
だし汁……一カップ
のり……一枚
葛粉……小さじ二杯
自然塩……少々

天然醤油……少々
わさび……少々

①白魚は浄水の塩水で洗って水気をきり、醤油少々をふりかける。
②大和いもはひげ根を焼いてすりおろし、Aの調味料と合わせて混ぜる。
③これを四等分して器に入れ、弱火で二十分ほど蒸らす。蒸しあがったら白魚を散らし、蓋をしてさらに一分ほど蒸し、火を止める。
④だし汁にBの調味料を加えて煮立て、焼いたのりをもんで入れ、浄水での水溶き葛粉でとろみをつける。
⑤大和いもに白魚を散らしたものに、とろみをつけただし汁をかけ、わさびをのせる。
注 蒸しものは強火で蒸すと「す」が立つので弱火で蒸す。

豆腐と白菜のスープ 冬

豆腐……一丁
白菜……二～三枚
春雨……二〇グラム
ねぎ……四分の一本
しょうが……二分の一片
青み（三つ葉など）……適宜
だし汁……三・五カップ
自然塩……小さじ一杯
純米酒……大さじ一杯

①豆腐は一口大に切る。春雨は浄水でもどして五センチの長さに切る。
②白菜は食べやすいようにざく切り、ねぎは斜め薄切り、しょうがはすりおろす。
③鍋にだし汁を煮立て、白菜、ねぎを加えてやわらかく煮、塩、酒で調味する。
④ひと煮立ちしたら豆腐、春雨、青みを加え、しょうが汁を加えてさらにひと煮立ちさせ、火を止める。

大根の菊花煮 冬

大根……二分の一本
グルテンバーガー……一〇〇グラム
A だし汁……二カップ
みりん……小さじ一杯

天然醤油……大さじ三杯
葛粉……小さじ二杯
しょうが汁……小さじ二杯

①大根は厚さ五〜六センチの輪切りにし、浄水の熱湯で五〜六分ゆでて水気をきっておく。
②厚手鍋にAの調味料を入れ合わせた中に、大根とグルテンバーガーを加え、弱火で三十分ほどやわらかく煮る。
③大根を取り出し、下まで切り離さないように縦横に細かく切りこみ入れて菊の花形にする。
④大根とグルテンバーガーの煮汁を煮立て、葛粉の浄水溶きを加えてとろみをつける。
⑤器に大根を盛り、とろみをつけただしのあんをかけ、しょうが汁を落とす。

注　グルテンバーガーは、「かぶらの蒸し葛あんかけ」(二一一ページ)に使うグルテンミートを、こまかく刻んでひき肉状にしたもの。缶詰にして売っている。

豆もやしのスープ　冬

豆もやし……一五〇グラム

春菊……三〇グラム
生しいたけ……二枚
ねぎ……二分の一本
だし汁……四カップ
ごま油……大さじ一杯
自然塩……小さじ一杯

①もやしは浄水で水洗いをし、ごみを取り除き、ざるに上げ水気をきる。
②春菊は根を取って浄水で水洗いし、五〜六センチに切る。
③ねぎは斜めのせん切り、しいたけもせん切りにする。
④鍋を熱し、分量のごま油でもやしを炒め、しんなりしてきたらしいたけも加えて炒め、だし汁を加えて中火で煮る。
⑤もやしに火が通ったら塩を入れ調味し、ねぎ、春菊も加え、ひと煮立ちしたら火を止める。

揚げもちのあんかけ　冬

玄米もち……十切
グルテンミート……一〇〇グラム

Ａ　しょうが汁……小さじ二杯
　天然醤油……大さじ二分の一杯
にんじん……五〇グラム
白菜……二〇〇グラム
れんこん……五〇グラム
干ししいたけ……四枚
だし汁……一カップ
Ｂ　みりん……大さじ一杯
　自然塩……小さじ三分の二杯
　天然醤油……小さじ二杯
　こしょう……少々
葛粉……小さじ二杯
ごま油……適宜

①グルテンミートは長さ四センチ、幅一センチくらいに切り、Ａを合わせたものに十分ほど漬け、下味をつける。
②にんじん、白菜は薄くたんざくに切り、れんこんはいちょう切り、干ししいたけは浄水のぬるま湯でもどして、せん切りにする。
③玄米もちは幅一センチくらいの棒状に切り、ごま油でからっと揚げておく。
④中華鍋にごま油大さじ三杯をよく熱して、まずグルテンミートを炒め、次に下ごしらえをしたれんこん、しいたけ、にんじん、白菜の順に加えて炒める。
⑤野菜に火が通ったら、だし汁にＢと葛粉を混ぜ合わせたものを加え、とろりとなるまで煮る。
⑥玄米もちを器に盛り、野菜あんをかける。

注　グルテンミートは「かぶらの蒸し葛あんかけ」（二一一ページ）参照。

すりれんこんの蒸しもの　冬

れんこん（大）……一節
グルテンバーガー……二〇〇グラム
干ししいたけ……四枚
グリンピース……大さじ二杯
自然塩……小さじ一杯弱
天然醤油……大さじ二杯
こしょう……少々

①れんこんは浄水を使ってたわしでよくこすり洗いをし、すりおろしておく。
②干ししいたけは浄水のぬるま湯でもどして、みじん

切りにする。

③ボールにれんこんとしいたけ、グルテンバーガーを入れ、分量の塩、醤油、こしょうを加え、粘りが出るくらいまでよく混ぜ合わせる。

④これを皿に平らにのばし、上にグリンピースを飾り、蒸気の立った蒸し器に入れ、強火で十五～二十分蒸す。

⑤蒸し上がったら、適当な大きさに切り分ける。

注 グリンピースは冷凍または缶詰を使う。グルテンバーガーは「大根の菊花煮」（二一三ページ）参照。

炒りこんにゃく衣揚げ　冬

黒こんにゃく……一枚
山いも……二四〇グラム
パセリ……少々
天然醤油……大さじ一・五～二杯
粉唐辛子……少々
ごま油……適量

①山いもはひげ根をガスの日で焼いて、浄水を使ってたわしでよくこすり洗いをし、すりおろす。

②黒こんにゃくは細いせん切りにして、よく熱したフライパンで水分がなくなるまで十分《じゅうぶん》にから炒りし、醤油と粉唐辛子を加えて調味する。

③山いもとこんにゃくをよく混ぜ合わせる。

④ごま油を熱し、材料を大さじですくって鍋肌からそっと落とし、ゆっくりきつね色に揚げる。

⑤器に盛り、浄水で洗ってよく水きりをしたパセリを彩りよく添える。

ねぎのスープ　冬

ねぎ……一〇センチ
パセリ……一本
だし汁……四カップ
自然塩……小さじ一杯
天然醤油……少々

①ねぎは小口切りにし、パセリはみじん切りにする。

②だし汁を煮立て、塩を加え、香りづけ程度に醤油を落とす。

③これにねぎ、パセリを散らして火を止める

もずくぞうすい

冬

玄米御飯……二カップ
もずく……三分の二カップ
しょうが……二分の一片
だし汁……四・五カップ
天然醤油……小さじ三杯
自然塩……適宜

①玄米御飯をざるに入れ、浄水の熱湯をかけてほぐし、水気をきる。
②もずくは薄い浄水の塩水に十分ほどひたし、塩抜きしてから浄水で洗い、目のこまかいざるに上げ、よく水気をきる。
③もずくの水気がきれたら二センチくらいに切り、醤油小さじ一杯、だし汁大さじ一杯をふって混ぜ、下味をつける。
④厚手鍋に残りのだし汁を入れて煮立て、醤油小さじ二杯、塩小さじ二分の一杯を加えて調味する。
⑤これにほぐした玄米御飯を入れ、沸騰したらもずくを加えて火を止める。
⑥器に盛り、しょうがのせん切りを天盛りにする。

いもがらの含め煮

冬

いもがら……三〇グラム
凍りこんにゃく……三〇グラム
だし汁……三カップ
みりん……大さじ三杯
自然塩……小さじ一杯
天然醤油……大さじ一・五杯
ごま油……大さじ二杯

①いもがらは浄水のぬるま湯に一時間ほどひたしてもどし、二センチの長さに切る。
②凍りこんにゃくは浄水の熱湯でもどし、短冊に切る。
③鍋を熱し、ごま油を入れ、油が熱くなったらいもがらと凍りこんにゃくを加えてよく炒め、だし汁を加えて二十分ほど弱火で煮る。
④いもがらが煮えたら、分量のみりん、塩、醤油を加え、五分ほど煮て味を含ませる。

注 煮上がったら鍋のまま一晩おくと、いもがらに味がよくしみておいしくなる。

焼き豆腐の炊き合わせ　冬

焼き豆腐……一丁
ごぼう（小）……二分の一本
にんじん（小）……一本
生わかめ……一〇グラム
ごま油……大さじ一・五杯
だし汁……適量
天然醤油……大さじ五杯
純米酒……大さじ二杯
みりん……大さじ二杯

①焼き豆腐は小口から幅一・五センチに切っておく。
②ごぼうは浄水を使ってたわしでこすり洗いし、五センチの長さに切ってから、縦に四～六等分する。
③わかめは浄水の水と湯で交互に洗って塩を抜いてから一口大に切る。
④鍋を熱し、ごま油を入れ、ごぼうをごろごろころがしながら炒め、次ににんじんを加えて炒める。
⑤にんじんに油がいきわたったら、だし汁をひたひたに加え、中火でやわらかくなるまで煮る。
⑥これにみりん、酒、醤油を加え、弱火で五～六分煮て、焼き豆腐を加え、さらに十分ほど煮る。
⑦最後にわかめを加え、ひと煮立ちさせて火を止める。

厚揚げと切り干し大根の炊き合わせ　四季

切り干し大根……二〇グラム
厚揚げ……二枚
ごま油……大さじ一杯
純米酒……大さじ一杯
アカシア蜂蜜……大さじ二杯
自然塩……小さじ二分の一杯
天然醤油……大さじ二杯

①切り干し大根はごみを取って、二～三回浄水を替えて洗い、十分間水につけてもどし、軽くしぼってから熱湯でさっとゆでて、ざるに上げておく。厚揚げは熱湯をかけて油抜きをしてから、短い方を二つに

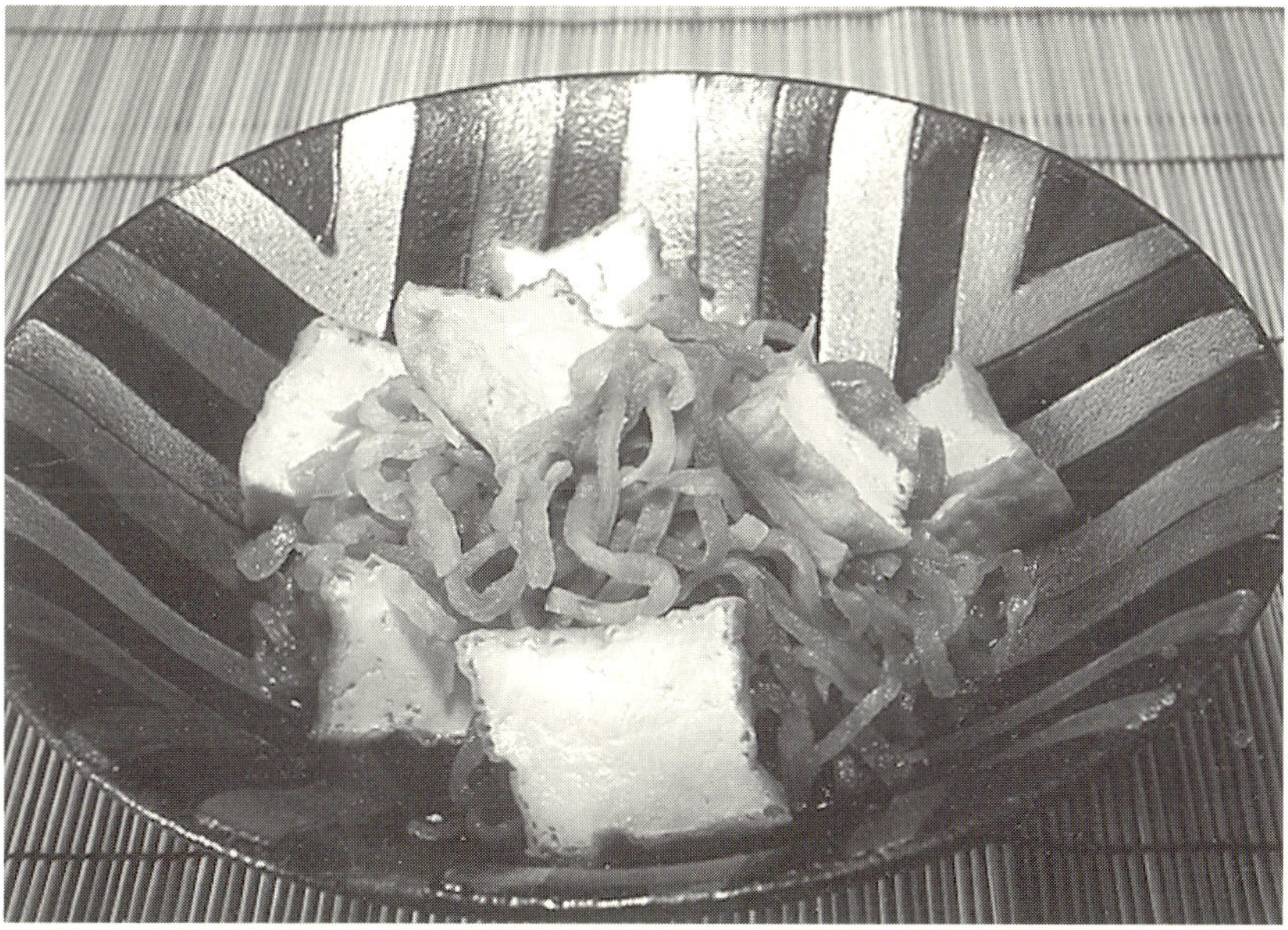

切り、一・五センチくらいに切っておく。
②なべにゴマ油大さじ一杯を入れて熱し、切り干し大根をさっと炒め、だしをひたひたに入れて中火よりやや弱火で十分くらい煮て、厚揚げを加え、さらに五分くらい煮る。純米酒、蜂蜜、塩、醤油を加え、十分ほど煮汁が少し残るくらいに煮る。

切り干し大根と高野豆腐の炊き合わせ　四季

切り干し大根……二五グラム
高野豆腐……一個半
ごま油……小さじ二分の一杯
浄水……一・五カップ
天然醤油……大さじ一〜一・五杯

①切り干し大根はごみを取って、二〜三回浄水を替えて洗い、水をきって三〜四センチの長さに切っておく。
②高野豆腐は七〇度の浄水のお湯につけてもどし、両手ではさんで水を押し出す。これを二〜三回繰り返してから二〜三ミリ幅に切る。
③鍋に油をひき、切り干し大根を炒め、浄水を加え煮

て醤油で味をととのえる。

④そこに高野豆腐を加え、煮汁がなくなるまでじっくりと煮込む。

はすの実入りお粥　四季

米……………………一カップ
はすの実……………五〇グラム
なつめ………………八個
かぼちゃ……………五〇グラム
干ししいたけ………二枚
自然塩、純米酒……少々
こしょう、昆布……少々

①米は浄水で洗ってざるに上げておく。なつめは種を取り、みじん切りにしておく。干ししいたけは浄水でもどし、みじん切りにしておく。もどし汁はとっておく。かぼちゃはみじん切りにする。

②鍋に昆布を敷き、干ししいたけのもどし汁に浄水を加えカップ六として鍋に入れ、米とはすの実を三十分くらい煮込む。これになつめ、しいたけ、かぼちゃ、自然塩、酒、こしょう少々を加えて弱火で二十～三十分煮込む。

注　薬膳。はすの実は胃腸を丈夫にする。食欲がない、消化不良、下痢などを治す働きがある。

ごま豆腐　四季

白ごま………………一カップ
葛粉…………………一カップ
昆布だし……………五カップ
純米酒………………一カップ
天然塩………………小さじ一杯
浄水…………………四カップ

①ごまは軽く炒って肉挽器に六～七回かける。片手で出口のところを押さえながらハンドルを回す。出てきたごまをもとにもどし、さらに肉挽器に六～七回かけるとクリーム状の当たりごまになる。

②だし昆布四〇グラムを四カップの浄水に一晩つけておく。

③フードカッターかミキサーに当たりごまを入れ、昆布だしを少し加えてよく混ぜ、細かい目の漉し器で自然に落ちるままにまかせてこす。

④葛粉は残りの昆布だしで溶かして同じようにこす。
⑤やや大きめの鍋にごまと葛粉のこしたものと、酒、塩を加えて強火にかけてねる。つやが出て鍋底にくっつくくらいになるまで、少なくとも十五分はねる。
⑥ねり上がったものをすぐ熱いままバットか流し箱に入れて、表面が乾かないようにラップを水に濡らせてはりつけそのまま冷やす。

タンポポコーヒー　四季

陽泉……小さじ一杯
浄水の湯……二カップ
黒砂糖または蜂蜜……少々

カップに陽泉（タンポポ根のエキス）を入れお湯を注ぎ、好みの分量の黒砂糖か蜂蜜を入れる。

注　母乳が出にくい時に飲むと母乳の分泌を促し、お乳がよく出るようになる。また風邪の時、解熱作用がある。
陽泉はグルテンバーガーなどを売っている自然食品店にある。

【参考】静神丸の作り方……（一〇九ページ参照）

クリーム状ねりごま……二九〇グラム
上質の蜂蜜……三〇〇グラム
三養茶……二五〇グラム
梅干しをつぶした物……小さじ六杯
蘭香《らんこう》……六袋
自然塩……小さじ一杯
牡蛎末《ぼれいまつ》……少量

①梅干しの種を取りこまかく刻む。
②ねりごま、蜂蜜、蘭香、塩をボールに入れよく混ぜ合わせる。
③三養茶を入れて、さらにこねるようによく混ぜる。
④直径一・五センチくらいの団子状に丸める。
⑤牡蛎末をまぶして出来上がり。
⑥一日三個を食べる。幼児や小児は年齢に相応した量にする。学齢期になれば大人量でよい。

注　三養茶は発芽はとむぎ、麦芽、発芽大豆、決明子などのエキス。蘭香は茴香《ういきょう》、鬱金《うこん》、肉豆蔻《にくずく》、小豆蔻《しょうずく》、桂皮《けいひ》など十一種類のスパイスを配合したもの。これらは静神丸とともに渡邊武博士の考案したもの。

だしの取り方

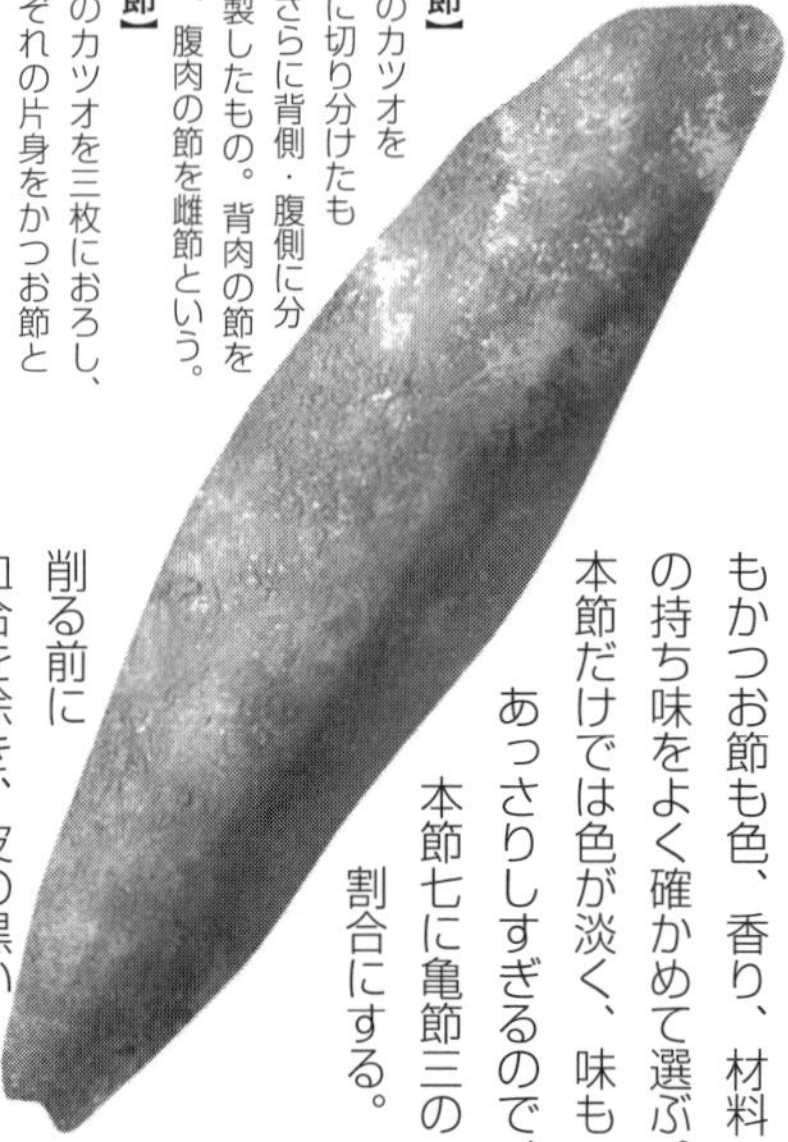

【本節】大形のカツオを左右に切り分けたものをさらに背側・腹側に分けて製したもの。背肉の節を雄節、腹肉の節を雌節という。
【亀節】小形のカツオを三枚におろし、それぞれの片身をかつお節としたもの。

昆布は、二年ものが香りも味もよく出る。乾燥した上質のものを選ぶ。

かつお節は、二個を打ちあわすとカンカンと硬い音のする黒褐色のものを選ぶ。昆布もかつお節も色、香り、材料の持ち味をよく確かめて選ぶ。本節だけでは色が淡く、味もあっさりしすぎるので、本節七に亀節三の割合にする。

削る前に血合を除き、皮の黒い部分を削り取って、きれいな赤身のところを使う。かつお節によっては、渋みを感じるもの、濁りの出るものなどがある。この場合には静かにしばらく煮ると渋みも消え、濁りも消えてくる。これは吸い物用にはならないので煮物用に使う。

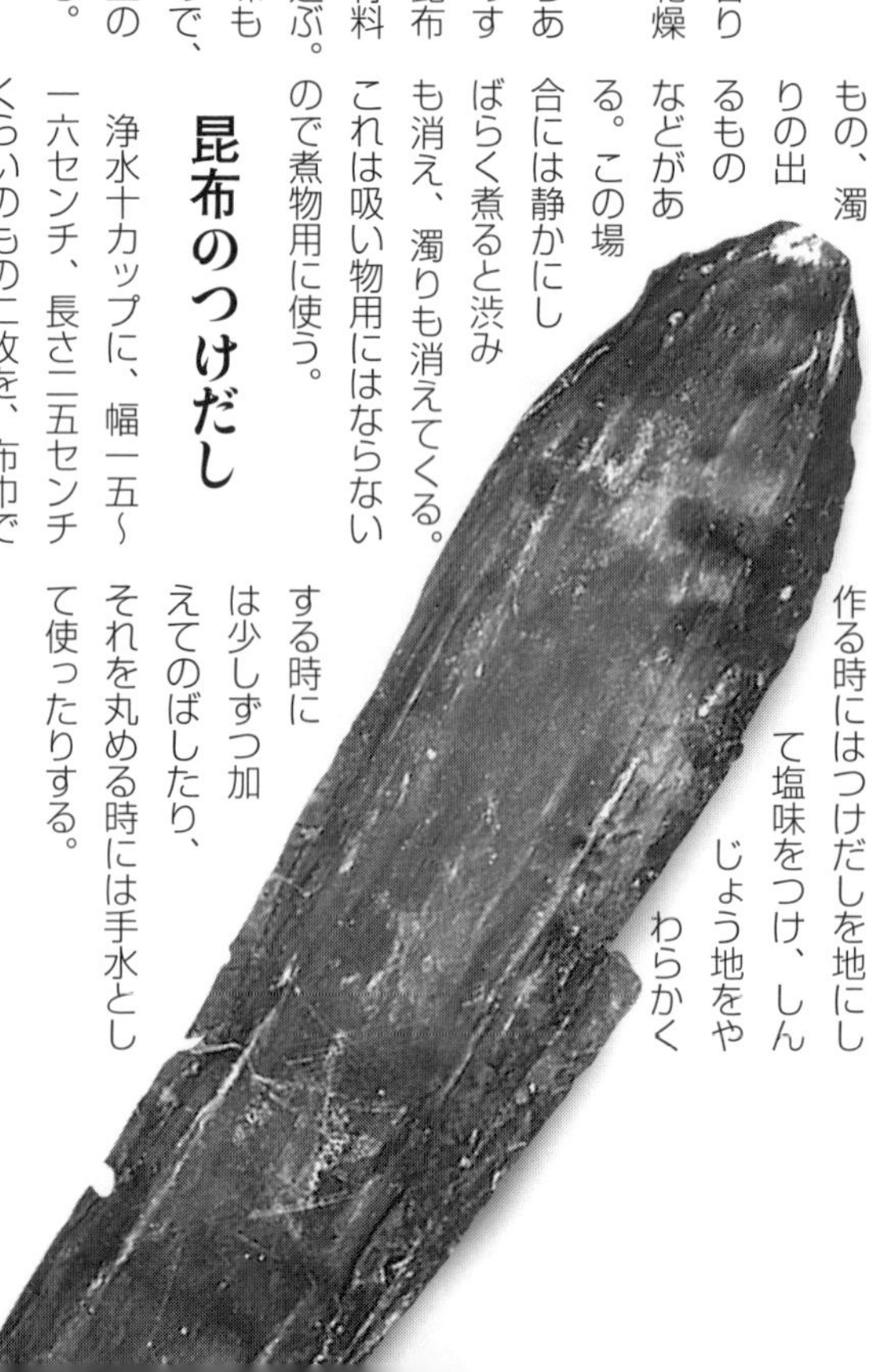

昆布のつけだし

浄水十カップに、幅一五～一六センチ、長さ二五センチくらいのもの二枚を、布巾でふき、浄水に浸して夏は三～四時間、冬は五～八時間おく。

昆布のつけだしは、よい旨味が出ているので、これだけでもいろいろ使える。

加減酢を作る時に、適当に加えて味を和らげ、たて塩を作る時にはつけだしを地にして塩味をつけ、しんじょう地をやわらかくする時には少しずつ加えてのばしたり、それを丸める時には手水として使ったりする。

一番だし

浸しておいた昆布を引き上げて、つけだし十カップを火にかけて煮立ってきたところへ削ったかつお節を入れ、火を止めて布巾でこす。

二番だし

一番だしに使ったかつお節と、引き上げた昆布を鍋に入れ、ことことしばらく煮ておく。煮物をする時に、このだしに新しく削ったかつお節を加えて濃いめのだしをとる。

だしをそのまま冷蔵庫に保存するのは二〜三日が限度なので、製氷皿で凍らせてキュービックアイスにしておけばいつでも使える。

ぬかみそ漬けの漬け方

昔はほとんどの家庭で漬けていた。発酵食品の一種で、乳酸菌や腸内の善玉菌が非常に多く、健康のためによいものである。

また、きゅうりやなすなどの冷えやすい野菜も、性質が変わりそれほど冷えなくなる。少量ずつでも毎食食べるように心がけてほしい。市販のものには添加物が含まれているので、必ず自分で漬けるようにする。

ぬか床の作り方

無農薬の生ぬか……二キロ
塩水浄水……十二カップ
自然塩……三〇〇グラム
赤唐辛子……二〜三本
しょうが……二片

容器（少量なら陶器、大量では木製の樽がよい）にぬかを入れ、煮立ててさました塩水を二〜三回に分けて注ぎながら、平均によく混ぜる。

力を入れてよく混ぜ合わせ、半分に切った赤唐辛子、つぶしたしょうがを加えてさらによく混ぜる。

ぬかを握ってみて、味噌の固さになるまでよく混ぜ合わせ、ひと晩ねかせる。

翌日、底からかき混ぜて空

気を入れ、捨て漬け用のキャベツを丸ごと漬け込む。

容器の内側の周囲はきれいにふいておく。

毎日一～二回、底からぬかを混ぜ、キャベツの葉を数枚ずつはがしていく。四～五日たったら野菜を漬ける。

毎日の手入れ

ぬか床をほどよく熟成させるためには、日々の手入れが大切である。

・ぬか床は一日二回、底からよくかき混ぜる。

・ぬか床の表面は、きれいに平らにしておく。

・容器の周囲は布巾でふいて、いつも清潔にしておく。

・ぬか床が水っぽくなったら、布巾を拡げて余分な水分を吸わせる。

・ぬか床がゆるくなりすぎたら、ぬかとぬかの分量の十分の一の自然塩を足してよく混ぜる。

・長期間留守にする時には、ぬかを加えてぬか床を固くし、たっぷりの自然塩をふって、ラップで表面をおおうか、ふたをきちんとしめて冷暗所で保存する。

・一週間くらいの外出の場合は、ぬか床の上に生ぬかを厚さ五センチくらいのせておく。

・夏に数日間留守にする場合には、ぬか床を小分けしてポリ袋に入れ、冷蔵庫に保管しておく。

・冬季はぬか床を休ませる。ぬかを加えてぬか床を固くし、たっぷりの自然塩をふってラップで表面をおおうか、ふたをきっちりしめて冷暗所においておく。

・酸っぱくなるのは、塩分が少なくて乳酸菌が過剰に発生したためであり、卵の殻をよく洗ってぬか床に混ぜ込む。これでも駄目なら、ぬか床を半分捨てて新しいぬかを足す。

・古クギを入れておくと、なすなどの色がよくなる。

・炊事用の備長炭か竹炭をぬか床に入れておくと色がよく漬かり、酸っぱくなりにくい。

・隠し味に昆布、ニンニクなどを混ぜてもよい。

【なす】

水洗いしたなすは、ヘタを切り落とす。小さななすなら、ヘタごと漬ける。

塩を軽くもみ込んで色どめをする。ひと晩で食べられる。

皮が固くなっているものは

漬かるのに三日くらいかかる。食べられる。

【きゅうり】

先端を包丁で切り落とす。

色どめに塩をもみ込み、切り口を下にして立てて漬け込む。ひと晩で食べられる。

【うり】

両端を切り落とし、半分に切ってスプーンで種をとり除く。ひと晩で食べられる。

【にんじん】

皮をむいて両端を切り落とし、縦半分に切る。二〜三日で食べられる。

【新しょうが】

よく洗い、汚れた部分、出っぱったところなどを包丁で取り除く。ひと晩から半日で食べられる。

【キャベツ】

根元の芯を切り落とし、丸ごと漬け込む。必要量の葉をはがしていく。使いかけを漬けるとよい。ひと晩で食べられる。

【かぶ】

水洗いしたら根をとり、茎を三センチ残して葉を切り落とす。

茎のつけ根の汚れた部分をとり除く。柔らかい歯ざわりが好みの場合には皮をむく。

味がしみ込みやすいように、中央に一ヵ所切り目を入れる。二日で食べられる。早く食べたいときには三〜四ヵ所に切り目を入れる。

葉も漬ける。茎をたこ糸でひとつに縛り、葉先は切り落とす。ひと晩で食べられる。

【大根】

適当な大きさに切って、半分に割り、半日、天日に干してから漬ける。皮は好みでむく。二日で食べられる。

そのほか、菜の花、セロリ、みょうがなどもひと晩でつかる。グリーンアスパラガスはさっとゆでてひと晩つける。

エピローグ

私は男性ではめずらしい冷え症です。冷え症を治すために、これまでいろいろなことをしてきました。半身浴で身体を温めること、五本指の靴下をはいて寝ること、水分は控えること、いつも熱いものを飲み食べること、生野菜や果物は食べないこと、ビールは飲まないようにして熱燗のお酒を飲むことなどです。

ビルの診療所の床がピータイルなので冷えがひどく、最後には冷えのぼせになり、頭がボーッとして思考力まで落ち、最低血圧が一二〇にまで上昇してきたので、ボケや脳梗塞になる危険がせまっていることを感じ、フローリングを施工して床暖房を入れました。

これでかなり改善されたのですが、あともう少しのところでまだ冷えやすさが残っていました。

マンションに住んでいた時は、たとえ畳の部屋でも、コンクリート床に直接敷かれているので、底冷えが伝わってきていました。これは畳の下に、薄い発泡スチロール板を敷くことで、かなり改善されました。

マンションから一戸建ての家に転居しましたが、そこは軽量鉄骨で床が合板のフローリングでした。鉄骨から熱がどんどんと逃げていく上に、合板は薄い板を接着剤で張り合わせたものですので、空気層が全くありません。夏は冷たくて気持ちがよいのですが、冬の床の冷たさは、じゅうたんを敷いてスリッパをはいても伝わってきます。マンションとあまり変わらない冷え具合でした。

阪神大震災の後、家を新築する際に、輸入住宅にしました。床は無垢《むく》のオーク材、扉も無垢材、窓は二重ガラスなど、輸入住宅のよい点が気に入ったのです。外国では建築後百年の家が売り買いされているのです。その耐久性も気に入りました。

新しい家が完成したのは十二月だったのですが、前の家と比べると非常に暖かいのです。新しい家のフローリングは、冬にもかかわらず素足でも暖かさがあります。これが、無垢材のフローリングのよい点です。五〜六時間外出して帰ってきた時でも、家の中に入ると暖かさを感じます。暖房を切っていても余熱が残っているのです。

マンションや軽量鉄骨のプレハブ住宅で合板のフローリングでは底冷えがひどいことを自分自身で経験し、これでは冷え症が増えてもあたりまえだと感じました。

そのような住宅で冷えた飲食物を摂り、着物ではなく、スカートや短いパンツルックで素足の生活をしているのですから、冷え症から不妊症が増えてきてあたりまえです。このように条件が悪い住宅では靴下、半身浴、熱い飲食物などを徹底しても、なかなか暖まらないのが現状です。

徹底的に足元を温めるように工夫することです。私のクリニックではコンクリートの床から三〜四センチの空気層を作り、その上にフローリングをしています。夏でも床暖房をしてあり、冷房は二八度くらいにおさえています。その上、長いパッチをはいて、下肢を冷やさないように気をつけています。コンクリート住宅ではこのくらい気をつけないと冷えのぼせの状態になってしまいます。

その後、一時止めていたマクロビオティックの食事を再び始めました。陰性の食べ物は避けて、陽性のものだけを選んで食べるようにしたところ、冷え症がうんとよくなりました。今までならビールを飲むと、夏でも寒くなるので飲めなかったのですが、食事を変えてからは夏にビールを飲んでも冷えなくなったのです。昔はほとんどの人が無垢の木材を使った家に住み、その季節の旬のものを食べていました。実に健康な生活をしていたのです。

私とマクロビオティックの出合いはかなり昔になります。昭和四十九年にB型肝炎で入院し、治療してもだんだん悪化するだけの時にカイロプラクティックを紹介され、そこで玄米菜食を教えられました。玄米菜食での最も理想的な方法をいろいろ調べ、桜沢如一のマクロビオティックに出合いました。それから八年間くらい続け、すっかり肝炎が回復してからは一時遠ざかっていました。最近またある出合いで久司道夫のマクロビオティックの本を読みました。久司は本文でも紹介していますように、桜沢のお弟子さんです。

私自身が住居と食事を変えて、冷え症がうんとよくなったことから、今の世の中の状況では冷え症、不妊症になってしまうのがあたりまえの不健康な環境で、冷えやすい生活をしていることに気づかされました。家を変えることは不可能でも、出来るだけ靴下とかカイロを使い、半身浴、腰湯などでよく温め、床暖房やコンクリートからの遮断を十分に行い、食事は和食の身土不二で陽性の温めるものを選んで腹八分にとどめ、主食をできるだけ多くして副食を減らせば、間違いなく妊娠しやすくなります。

素足で薄着の方が健康によいというのは、昔の恵まれた環境でなら真実です。また、幼い時から雪の中でも素足で薄着をする習慣をつけていれば、成人になってもそれに耐える身体ができます。昔はこのような人がたくさんいました。

しかし、冷え症になってしまってからは、いろいろ条件を整えないと治すことは難しいものです。白分で経験してみてそれがよく分かりました。

末筆ながら京都大学名誉教授森崇英先生からは推薦の言葉をいただき、また、富山医科薬科大学名誉教授難波恒雄先生に東方出版を紹介していただきましたことをお礼申し上げます。

この本に書かれてあることを実践されて、かわいい赤ちゃんが早く生まれますようお祈りします。

参考文献

『不妊の診断と治療』森崇英編集企画　金原出版
『不妊の治療』川上征治編著　永井書店
『漢薬の臨床応用』神戸中医学研究会訳編　医歯薬出版
『中医学基礎』神戸中医学研究会訳　燎原
『漢方保険診療指針』日本東洋医学会編　日本東洋医学会
『漢方健康料理』全八巻　渡邊武・曹希平監修　雄渾社
『わかりやすい漢方薬』渡邊武著　国際商業出版
『漢方が救う人体危機』渡邊武著　立風書房
『平成薬徴論』渡邊武著　雄渾社
『大和路の著作集』渡邊武著　日中医薬研究会
『古稀記念　渡邊武著作集』渡邊武著　日中医薬研究会
『喜寿記念　渡邊武著作集』渡邊武著　日中医薬研究会
『薬膳入門』難波恒雄・不破利民共著　保育社
『家庭で作れる薬膳』難波恒雄編著　主婦と生活社
『食品添加物の手引（改訂版）』一九九九年四月　日本生活協同組合
『テキスト自然塩八』　日本自然塩普及協会
『東洋医学の哲学』桜沢如一著　日本ＣＩ出版
『魔法のメガネ』桜沢如一著　日本ＣＩ協会
『生命現象と環境』桜沢如一著　日本ＣＩ協会
『宇宙の秩序』桜沢如一著　日本ＣＩ協会
『無双原理・易』桜沢如一著　日本ＣＩ協会
『マクロビオティック料理』桜沢理真著　日本ＣＩ出版
『マクロビオティック入門』久司道夫著　かんき出版
『マクロビオティック自然療法』久司道夫著　日貿出版社
『マクロビオティック健康法』久司道夫著　日貿出版社
『地球と人類を救うマクロビオティック』久司道夫著　文芸社
『マクロビオティック食事法』上・下
久司道夫・久司アヴェリン偕代共著　日貿出版社
『マクロビオティックガイドブック』
日本ＣＩ協会・正食協会共編　新泉社
『アトピーがグングンよくなる生活革命』豊田　一著　廣済堂出版
『今「食」が危ない』「驚異の科学」シリーズ　学習研究社
『驚異の科学』シリーズ『何を食べたらいいのか』　学習研究社
『驚異の科学』シリーズ『今「輸入食品」が危ない』　学習研究社
『驚異の科学』シリーズ『今「水」が危ない』　学習研究社
『驚異の科学』シリーズ『今「水道水」が危ない』　学習研究社
『驚異の科学』シリーズ『今「日本」が汚染されている』　学習研究社
『活性酸素が死を招く』丹羽靭負著　日本テレビ
『アトピーっ子にしない母乳育児ＢＯＯＫ』福井早智子著　新泉社
『タイミング妊娠法』吉川茂孝著　農文協
『梅百科』松本紘斉著　家の光協会
『粗食のすすめ』幕内秀夫著　東洋経済社
『粗食のすすめ　レシピ集』幕内秀夫著　東洋経済社
『粗食のすすめ　春夏秋冬のレシピ』全四巻　幕内秀夫著　東洋経済社
『旬のレシピ』春夏秋冬全四巻　幕内秀夫著　東洋経済社
『子供のレシピ』幕内秀夫著　主婦の友社
『卑弥呼の不老食』永山久夫著　五月書房
『日本の食生活全集　聞き書』全四七巻　農文協
『自然食料理』春夏秋冬全四巻　森下敬一監修　ペガサス

◉料理　豊田　一／豊田修世

◉写真　豊田　一

豊田　一（とよた　はじめ）

昭和10年5月5日生
昭和36年3月　京都大学医学部医学科卒業
昭和36年4月　財団法人住友病院でインターン
昭和37年4月　京都大学医学部産科婦人科学教室入局
昭和38年4月　兵庫県尼崎病院産婦人科勤務
昭和49年1月　B型肝炎で二年間入院以後東洋医学に転向
昭和53年　漢方専門診療所開業

日本東洋医学会評議員、日本東洋医学会認定漢方専門医、
日本東洋医学会漢方指導医
調理師、ふぐ調理師

主な著書

『中医学基礎』（共訳）　燎原出版
『漢薬の臨床応用』（共訳）　医歯薬出版
『漢方保険診療指針』（共著）　日本東洋医学会
『アトピーがグングンよくなる生活革命』　廣済堂

不妊治療　食事と生活改善〈新装版〉

二〇一四年一一月七日　新装第一刷発行

著　者　豊田　一
発行者　稲川博久
発行所　東方出版㈱
〒五四三-〇〇六二　大阪市天王寺区逢阪二-三-二
電　話　〇六(六七七九)九五七一
FAX　〇六(六七七九)九五七三
印刷所　亜細亜印刷㈱

乱丁・落丁はおとりかえ致します。ISBN978-4-86249-234-0